EINFÜHRUNG IN DIE PSYCHOTHERAPIE

FÜR MEDIZINSTUDIERENDE UND ÄRZTE

VON

DR. H. A. ADAM
OBERARZT IN REGENSBURG

MÜNCHEN · VERLAG VON J. F. BERGMANN · 1925

ISBN-13: 978-3-642-89493-0 e-ISBN-13: 978-3-642-91349-5
DOI: 10.1007/978-3-642-91349-5

Vorwort.

Nicht ohne Bedenken habe ich mich entschlossen, das von den übrigen medizinischen Disziplinen noch vielfach gemiedene Gebiet der „Psychotherapie" in Form einer auch für Nichtfachärzte verständlichen und leicht lesbaren „Einführung" zu behandeln. Denn diese Einführung soll einerseits einen relativ engen Rahmen nicht überschreiten, andererseits die den Schlüssel zum Verständnis des Stoffes bildenden Fächer, die gewaltigen Gebiete der philosophischen Grenzfragen, der Neurologie, Psychologie und Psychiatrie in stärkster Zusammenpressung, dabei jedoch verständlich genug enthalten. Trotzdem muß sie noch genügend Raum übrig lassen, das eigentliche Thema so erschöpfend zu behandeln, daß der ärztliche Leser instand gesetzt wird, die für die Allgemeinpraxis in Frage kommenden Fälle selbst psychotherapeutisch anzufassen und über andere die rechte Entscheidung zu treffen oder, will er sich besonders eingehend mit diesen Problemen beschäftigen, sich in die größeren Spezialwerke ohne Schwierigkeit vertiefen zu können. In dem einen Falle also Wegweiser und Ratgeber für den Praktiker, in dem anderen für den, welcher spezialistische Weiterbildung beabsichtigt, Vorstudium zum Durcharbeiten der großen Fachliteratur.

Die Erfüllung solcher Bedingungen war nicht ganz leicht, zumal höchste Konzentrierung des Stoffes bei Vermeidung von Allgemeinplätzen und Selbstverständlichkeiten mit der unbedingt nötigen Klarheit der Darstellung zu verbinden war.

Trotzdem habe ich den Versuch gewagt, diese Aufgabe zu lösen; und dafur war besonders ein Grund maßgebend: Vorwiegend aus jüngeren Kollegenkreisen, welche die hohe Bedeutung der Psychotherapie sehr wohl erkannt haben, ging mir die Aufforderung zu, aus spezieller Erfahrung heraus ein nicht zu umfangreiches Buch für den Allgemeinpraxis treibenden Arzt auszuarbeiten, welches ihn instand setzt, sich einerseits ohne allzugroßen Zeitverlust über die einschlägigen Fragen zu orientieren und in geeigneten Fällen selbst psychotherapeutisch einzugreifen, andererseits aber auch speziell interessierten Kollegen ein Sprungbrett für weitere Studien zu schaffen.

Mein Hinweis auf die bereits vorhandene mit hervorragender Fachkenntnis geschriebene Psychotherapie-Literatur (J. H. Schulz, H. Vogt, A. Kronfeld u. a.) wurde dahin beantwortet, daß diese Werke für Kollegen ohne besondere Vorbereitung zu schwer verständlich seien, und mit der speziellen Ausbildung in dieser Richtung während des Universitätsstudiums sei es nicht gar gut bestellt.

Auch leitete mich ein wenig der Gedanke, daß es immerhin besser sei, wenn sich in der Praxis draußen etwa in Frage kommende Patienten einem wenigstens mit den Grundzügen der Psychotherapie vertrauten Arzte überantworten, der sie, wenn nötig, dem Facharzt überweist, als wenn sie einem „praktizierenden" Laien in die Finger geraten. Mit der gesamten Psychotherapie wird sich ja der praktische Arzt draußen nie befassen, dazu erfordern manche psychische Behandlungsarten in ihrer ganzen Durchführung zu viel Zeit. Doch wird auch der Allgemeinpraktiker hie und da Stunden für diese Therapie erübrigen und dann oft an schönen Erfolgen — die sonst dem Pfuscher zufielen! — seine Befriedigung haben.

Die Verständlichkeit des an sich schwierigen Materials habe ich durchgehends durch etwas „forciert" einfache Ausdrucksweise zu erreichen getrachtet, wobei ich neugeprägte, erst wieder zu erläuternde Fachausdrücke nach Möglichkeit vermied.

Wo es anging, habe ich einige instruktive Abbildungen (zumeist eigene Aufnahmen) eingefügt und im Schlußkapitel durch einschlägige Fälle und Beispiele eigener und fremder Beobachtung die vorausgegangenen Ausführungen ins Praktische übertragen.

Sollte der oben bereits angedeutete Zweck dieses Buches erreicht werden, so möge man mir, trotz der von mir gefühlten Mängel, zugute rechnen, daß ich das Ersuchen der jungen Kollegen, die Klagen vieler Patienten über den Mangel geeigneter Psychotherapeuten und schließlich eine mehr als 20 jährige psychiatrische Erfahrung, wovon weit über die Hälfte ausgiebiger psychotherapeutischer Beschäftigung gewidmet, als genügenden Grund für den hier unternommenen Versuch betrachtet habe.

Regensburg, im Januar 1925.

Dr. med. **H. A. Adam.**

Inhalt.

Seite

I. Philosophisch-psychologische Vorbemerkungen . . . . **1—10**
Leib-Seele-Problem; Wesen, Eigenschaften, Betätigung der „Seele“ . . . . . 1—2
Dualismus: Substantialitätstheorie. Aktualitätstheorie. Intellektualismus. Voluntarismus. Descartes' Theorie der Wechselwirkung. Spinozas Theorie des Parallelismus . . . . 2—4
Monismus: Materialismus (äquater, attributiver, kausaler Materialismus) Demokritos. Spiritualismus. Identitätslehre. Külpes Anschauung. Häckels naturalistischer Monismus. Abstrakter Monismus . . . . 4—5
Psychomonismus und Konditionalismus Verworns. Konszientialismus. Idealistischer Positivismus. Empfindungsmonismus. Empiriokritizismus Avenarius'. Objektiver Idealismus und Immanenzphilosophie Rehmkes 5—6
Die Anschauungen Verworns: Widerlegung der Dualisten. Widerlegung der Materialisten. Widerlegung des „Energetikers“ Ostwald. Die Verschiedenheit der „Seele“ und des „Leibes“ beruht nur auf verschiedenartigen Bedingungen. Dinge sind spezifische Komplexe von Bedingungen, unser „Ich“ ist das gleiche . . . . 6—10

II. Psychologie . . . . **10—21**
Bewußtsein 10
Großhirn als Sitz der Bewußtseinsprozesse 10
Motorische, sensible, Hör-, Seh-Sphäre 10
Assoziationszentren und -fasern 10
Neuronlehre. Nissl-Schollen 11
Stoffwechsel der Zelle: Dissimilation. Assimilation. Erregung und Lähmung. Selbststeuerung des Stoffwechsels. Refraktärstadium. Impulsentladung. Ermüdung, Erschöpfung 12
Empfindung. Vorstellung. Gedankenbildung, logisches Denken. Gedächtnis. Willensakte. Affekte, Gefühle, Stimmungen. Hemmungsvorgänge. Schlaf, Traum, Dämmerzustände . . . . 13—21
Kurze Zusammenstellung psychologischer Begriffe . . . . 22—24

III. Bemerkungen psychiatrischen und neurologischen Inhalts . . . . **25—56**
Notwendigkeit sorgfältiger Untersuchung 25
Anamnese . . . . 25—26
Untersuchung des Körpers . . . . 26—27
Psychische Untersuchung . . . . 27—28
Abgrenzung organischer Nervenerkrankungen und Geisteskrankheiten von den „Psychoneurosen“ 28
Die wichtigsten Krankheitsphänomene bei Nervenkrankheiten: Reflexe, Anfälle, Sensibilitätsstörungen usw. . . . . 28—32
Desgleichen bei Geisteskrankheiten . . . . 28—32
Körperbau und Charakter; Konstitution und Temperamente (nach Kretschmer) . . . . 33—51
Die häufigsten neurologischen und psychiatrischen Krankheitsbilder . . . . 51—56

IV. Abgrenzung der Indikationen für psychotherapeutisches Vorgehen. Die „Psychoneurosen“, differentialdiagnostische Hinweise . . . . **56—68**
Indikation bei inneren Krankheiten: in der Chirurgie, in der Geburtshilfe und Gynäkologie, bei Genußmittelmißbrauch, bei sog. „traumatischen Neurosen“, bei psychosexuellen Anomalien usw. . . . . 56—58

Seite
Die Psychoneurosen: Neurasthenie und ihre Erscheinungen . . . . 58—60
Zwangsvorgänge . . . . 60—61
Hysterie und ihre wichtigsten Krankheitssymptome. Begriff des „Unterbewußten" . . . . 61—67
Zusammenfassende Übersicht über die psychotherapeutisch angreifbaren Störungen . . . . 67—68

V. Der Psychotherapeut und die Methoden der modernen seelischen Behandlungsweise . . . . 68—111

Eigenschaften des Psychotherapeuten und Vorbedingungen zur Ausübung der Psychotherapie . . . . 68—69
Methoden: 1. Hypnose . . . . 69—91
Begriff, Erscheinungen, Suggestibilität und Suggestion, Affektivität, Autosuggestionen, Rapport . . . . 69—73
Die verschiedenen Grade der Hypnose . . . . 74—75
Zweck der Hypnose 75
Wen kann und wen darf man hypnotisieren? . . . . 75—76
Milieu . . . . 76—77
Verhalten des Arztes; Äußerlichkeiten 77
Methodik; psychische Vorbereitung des Patienten (Aufklärung) . . . 77—81
Technik: Einleitung, Technizismen. Fraktionierte Methode (O. Vogt) 81—86
Zwischenfälle (Vorgehen nach Friedlaender) . . . . 86—88
Durchführung der Hypnose . . . . 88—89
Beendigung der Hypnose . . . . 89—90
Verschiedene Anwendung der Hypnose, je nach dem therapeutischen oder diagnostischen Zweck . . . . 90—91
2. Analytische Methoden . . . . 91—101
Psychokatharsis: Breuer-Freuds Untersuchungen . . . . 91—92
Psychisches Trauma, „Einklemmung" des Affekts. „Abreagieren", „Verdrängung ins Unbewußte" 92
Technik beim psycho-kathartischen Verfahren 93
Wirkung desselben 94
Indikationen 94
Sexualpsychoanalyse (Freud): Entwicklung der Freudschen Theorien; Abwehren, Verdrängen, Flucht in die Krankheit, Konversion, verdrängte Komplexe. Aktualneurosen . . . . 94—95
„Sexualität Grundursache nervöser Krankheiten". Libido, Sexualtheorie, Symbole, Traumdeutung, Verdichtung, Verschiebung. — Sexuelle Konstitution . . . . 95—97
Erogene Zonen, Analerotiker 97
Inzestgedanke, Ödipuskomplex. Sublimierung . . . . 97—98
Kritische Bewertung der Freudschen Lehre (Anhänger und Gegner) . 98—100
Technik bei der Psychoanalyse . . . . 100—101
Indikationen und Kontraindikationen 101
3. Allgemeine Wachpsychotherapie . . . . 101—107
a) Dubois' Lehre und Methode: Erziehung und Belehrung (Persuasion); Kritik 102
b) Standpunkt Marcinowskis. Bewertung des Fühlens und Wollens 102
c) Rein suggestive Methoden, larvierte Wachsuggestion 103
d) Rationalisierte Wachsuggestion 103
e) „Elektrotherapie" 103
f) Reiz- (Schmerz-)Therapie 104
g) Wirkung wachsuggestiver Einengung des Bewußtseins 104
h) Lippmanns Methode der Suggestivfragen 104
i) Konzentrationsmethoden, autosuggestive Methode von Levy . . . 104
k) Ablenkungsmethode, Verfahren nach Oppenheim 105
l) Willenstherapie; Geh-, Sprachübungen; Ruheübungen nach Hirschlaff 105
m) Assoziationstherapie nach Moll 106
n) Überrumpelungsmethode 106
4. Populärpsychotherapie (Schultz). Ärztetypen . . . . 107—111
Phlegmatische Ärzte 107
Betätigungsnaturen („Hypomaniker") 108

Seite

Affektive Persönlichkeiten 108
Idealistisch gerichteter Typ 108
Lehrhafte, doktrinäre Psychotherapeuten 108
Zynischer Ärztetypus 108
Willensmenschen 108
„Wissenschaftler“ 109

Allgemeine Regeln für den Psychotherapeuten: Die Erringung des Vertrauens des Patienten. Erste Aussprache 109
Unbedingte Wahrhaftigkeit bei der Mitteilung der Diagnose und Prognose . 109
Schwierigkeiten in der psychotherapeutischen Betätigung 110
Äußerlichkeiten, Zeitmangel, Neigung des Patienten zur Übertretung der Vorschriften, unbedachte Äußerungen von Kollegen, tiefe soziale Stellung des Patienten. Ungünstige Verhältnisse in der Umgebung (Familie!) des Patienten; Aberglaube 110

VI. Fälle eigener Beobachtung und Beispiele aus der Literatur . . . . **111—118**

VII. Schlußbemerkung **118**

Literatur 119
Alphabetisches Sachregister . . . . 120—123

Abbildungen.

1. Neuron: Kernhaltige Ganglienzelle mit Dendriten und Achsenzylinder. S. 11.
2. Nißl-(Tigroid-)Schollen in einer Ganglienzelle. S. 11.
3. Schema für die Vorgänge beim Sehen (Hören usw.), Empfindung, Wahrnehmung, Vorstellung; bei Abwehrbewegungen auf schreckhafte Sinnesempfindungen; bei „Seelenblindheit". S. 13.
4. Typischer Babinski-Zehenreflex (Dorsalflexion der großen Zehe, Plantarflexion der übrigen) bei progressiver Paralyse. S. 27.
5. Stereotypie der Arm-, Hand- und Fingerhaltung bei einer verblödeten katatonischen Geisteskranken. S. 32.
6. Zerebrale Kinderlähmung mit Kontrakturen und Wachstumshemmung der rechten Körperhälfte. S. 54.
7. Spastisch-paretischer Gang bei multipler Sklerose. S. 55.
8. Gangstörung, Tremor des Kopfes und der Hände, Tortikollis bei Hysterie. S. 64.
9. Hysterische Kontraktur der rechten Hüfte mit schwerer Gehstörung. S. 64.
10. Hysterische Astasie — Abasie beim Versuch aufzustehen. S. 65.
11. Sensibilitätsstörungen bei Hysterischen. (Aus Aschaffenburg in Curschmann: „Lehrbuch der Nervenkrankheiten." Mit Erlaubnis des Verlags Jul. Springer, Berlin.) S. 66.
12. Kataleptische Starre in der Hypnose, bei geistesgesunder Person suggestiv hervorgerufen. S. 71.
13. Suggestiv erzeugte Analgesie der rechten Mamma während der Hypnose bei geistesgesunder Person. S. 71.
14. Einer skeptischen Person wird im Wachzustand ihre Suggestibilität demonstriert. S. 82.
15. Erleichternde Handgriffe bei Einleitung einer Hypnose. S. 83.

I. Philosophisch-psychologische Vorbemerkungen.

Wer sich mit Psychotherapie beschäftigen will, kann dies mit Aussicht auf Erfolg nicht tun ohne Kenntnis der Seelenleiden. Wer die Krankheiten der Seele erkennen will, muß diese, ihre Eigenschaften und ihre Betätigung in ihrem gesunden Zustande kennen, d. h. in der Psychologie Bescheid wissen; und Psychologie kann jemand nach meiner Ansicht mit Verständnis nur dann betreiben, wenn er sich von dem Begriff „Seele" wenigstens eine umrissene Vorstellung gebildet hat.

Die Worte „Seele" und „seelisch" werden in den späteren Kapiteln immer wiederkehren, und da sind wir denn genötigt, uns in diesem Abschnitt zunächst auf ein Gebiet zu begeben, auf das mancher Naturwissenschaftler nur ungern hinaustritt. Es hat jedoch, wollen wir später nicht mit Unverstandenem jonglieren, wirklich keinen Zweck, sich um diese Fundamentalfrage: Was ist Seele? herumzudrücken, Worte wie „Seele" und „seelisch" immer wieder zu gebrauchen, ohne zu wissen, was man darunter versteht.

„Es gibt freilich", sagt Rehmke in seiner Abhandlung über „Die Seele des Menschen", „manche Psychologen, die dieser grundlegenden Erörterung meinen entraten zu können, ja um der „Wissenschaftlichkeit" der Psychologie willen sie sogar abweisen zu müssen meinen. Diese sind in einem zweifachen Irrtum gefangen. Fragen, die über Tatsachen Aufklärung fordern, müssen unter allen Umständen als wissenschaftliche anerkannt werden, und daß die Frage, was Seele des Menschen sei, auf Tatsachen fußt, wird niemand bestreiten. Daß ferner die Beantwortung dieser Frage die Grundlage für die Psychologie sei und eben deshalb um der „Wissenschaftlichkeit" der Psychologie willen unumgänglich in jeder Psychologie voranstehen müsse, bestätigen unfreiwillig jene Psychologen selber, die solcher Grundlage entbehren zu können meinen. Von all den Psychologiedarstellungen, besonders von den neuzeitlichen, die sich wenigstens eingangs nicht mit jener Frage belasten wollen, läßt sich keine einzige aufweisen, die nicht von vornherein doch eine besondere Meinung über das, was überhaupt Seele sei, als stillen Leitgedanken für ihre Erörterung des Seelenlebens mit sich führte."

Wir wollen uns deshalb — gerade als Wissenschaftler — nicht scheuen, uns um der Klarheit willen, die uns später nottut, auf das von manchem gemiedene Gebiet hinauszuwagen, natürlich ohne uns bezüglich der Klarstellung der letzten Grenzfragen unseres Seins irgendwelchen Illusionen hinzugeben. Man gelangt eben im „Psychischen" zu letzten Elementen, die nicht weiter analysiert werden können, und zu Dingen, hinter welche man nicht mehr blicken kann.

Um was es sich zunächst für uns handelt, ist, über die hervorragendsten philosophischen Systeme, welche sich mit dem „Leib-Seele-Problem“ beschäftigen, einen Überblick zu gewinnen und sie wenigstens namentlich inhaltlich kennen zu lernen; sodann, uns schließlich einer Theorie über die Auffassung des Seelenbegriffes anzuschließen, welche uns am plausibelsten erscheint und unsern Zwecken am ungezwungensten entspricht.

Schon die ältesten Kulturvölker, von denen überhaupt Kunde zu uns gedrungen ist, huldigten einem sogenannten „Dualismus“, d. i. einer Auffassung, welche am Menschen zwei voneinander völlig verschiedene und trennbare Teile, Leib und Seele, unterscheidet. Diese Völker hatten die primitive Vorstellung von einer im Körper wohnenden Seele, welche sich von ihm beim Eintritt des Todes trennte und ihn auch während der Träume zeitweise verließ. Sie dachten sich, daß beim Eintritt des Todes aus dem Körper des Sterbenden etwas Unsichtbares entfliehe, eben das, was bis dahin noch gedacht, gefühlt, gesprochen und gehandelt hatte.

Auch dem einfachen modernen Menschen imponiert diese Überlegung als etwas Verständliches und Mögliches, wenn er jemanden sterben sieht; besonders bei plötzlichen Todesfällen drängt sich unkomplizierten Naturen der Gedanke mit Macht auf, daß das, was soeben in dem Körper noch lebte und ihn bewegte, in ihm dachte und aus ihm sprach, eben das Ungreifbare und Unsichtbare, die Seele, unbemerkt in den Weltenraum hinausschwebt.

Nehmen wir nun einmal — ohne einen Entschluß nach dieser oder jener Richtung vorwegnehmen zu wollen — die Seele als etwas Selbständiges an, so müssen wir uns zwei Grundfragen vorlegen: Die nach dem Wesen der Seele und nach ihren Eigenschaften und Fähigkeiten, bzw. ihren Lebensäußerungen.

Von Denkern aller Zeiten wurde zu diesen Fragen in Theorien Stellung genommen, über die wir uns nunmehr einen kurzen Überblick vergönnen wollen:

Nach der sogenannten Substantialitätstheorie liegt den seelischen Vorgängen eine Substanz, die Seelensubstanz, zugrunde; die Seele ist also ein wirkliches, einheitliches und selbständiges Wesen (Demokritos, Descartes, Berkeley u. a.).

Die Aktualitätstheorie hingegen nimmt an, daß das Wesen der Seele in ihrer Wirksamkeit, im tätigen Geschehen, nicht aber in einer Substanz zu suchen sei (Hume, Kant, Fichte, Hegel, Wundt).

Die zweite Grundfrage, die nach den Eigenschaften der Seele, wird ebenfalls verschieden beantwortet:

Der Intellektualismus vertritt die Anschauung, daß das Denken und Vorstellen die wesentliche Eigenschaft oder Tätigkeit der Seele sei (Descartes, Spinoza, Leibniz, Hegel u. a.), während

der Voluntarismus den Standpunkt verficht, die Grundeigenschaft der Seele sei der Wille (Augustinus, Fichte, Schopenhauer u. a.).

Man ersieht aus diesen kurzen Hinweisen, daß z. B. Hegel und Fichte zwar beide Anhänger der Aktualitätslehre sind, daß sie jedoch bereits in der zweiten Grundfrage auseinandergehen, der eine den Intellektualismus, der andere den Voluntarismus vertritt. Wir erkennen da die großen Schwierigkeiten in der Entscheidung dieser Fragen schon nach kurzem Einblick und wollen uns deshalb vorerst nicht weiter in Einzelheiten verlieren, als für das Verständnis der später folgenden Kapitel notwendig ist.

Noch einmal kurz präzisiert: Unter Dualismus verstand man zunächst im Gesamten die Annahme zweier entgegengesetzter Prinzipien in der Welt, wie gut und böse, Gott und Teufel, Himmel und Hölle, sodann im Besonderen die Annahme zweier verschiedener Prinzipien des Seins: Seele und Leib, Geist und Körper.

Nunmehr müssen wir uns das Verhältnis zwischen Leib und Seele zu klären versuchen und die wichtigsten Theorien über diesen schon komplizierteren Fragenkomplex betrachten.

Als erster legte sich der französische Mathematiker, Physiker und Philosoph Descartes (1596—1650) die Frage vor, ob man über das Verhältnis zwischen Leib und Seele ein klares Bild gewinnen könne, welches sowohl wissenschaftlicher Überlegung als auch Erfahrungstatsachen standhielte. Er vertrat die Annahme, es sei unmöglich, das Bewußtsein schlechthin als einfaches Produkt des körperlichen Seins zu betrachten, denn eine körperliche Bewegung z. B. könne sich nicht in ein von ihr so verschiedenes Gebilde wie eine Wahrnehmung verwandeln oder dieses gleichsam erschaffen. Also stelle das Bewußtsein, das Seelische, eine besondere ursprüngliche Realität dar, welche ausschließlich mit dem ihr zugehörigen Körper nur in Wechselwirkung stehe. Der Körper wirke auf die mit ihm verbundene Seele, und diese antworte wieder auf die Einwirkung mit einer bestimmten, je nach Art des körperlichen Reizes verschiedenen Empfindung. Andererseits wirke die Seele auf den Körper durch die Kraft ihres Willens.

Man nennt diese Anschauung die Theorie der Wechselwirkung. Wie letztere bei der völligen Ungleichartigkeit der beiden Prinzipien Leib und Seele möglich sein soll, hat Descartes nicht erörtert.

Es haben denn auch sehr bald die in der Descartesschen Lehre enthaltenen Unklarheiten Gegner auf den Plan gerufen, welche betonten: Alle körperlichen Vorgänge, also auch die Vorgänge im Gehirn, sind als mechanische Prozesse, d. h. als Bewegungen aufzufassen, wie es auch Descartes offenbar tut. Es ist nun unmöglich, daß etwas Unräumliches, etwas an keinem Ort Befindliches, wie der menschliche Willensakt, in das Getriebe der körperlichen Welt direkt eingreift. Ferner wird jede einzelne Bewegung, auch des kleinsten Massenteilchens, den Gesetzen der Mechanik entsprechend nach Richtung, Geschwindigkeit, Erhaltung und Wechsel durch die Gesamtheit der übrigen Körper im Raum bestimmt. Es wäre daher eine Durchbrechung dieser mechanischen Gesetze, wenn an einer einzelnen Stelle in der Welt ein Faktor wirkte (der menschliche Wille), welcher diesen Gesetzen nicht unterworfen wäre, trotzdem aber in die mechanischen Vorgänge eingriffe. Drittens würde nach der Descartesschen Theorie z. B. bei der Verursachung einer Körperbewegung durch den Willensakt Energie sozusagen aus nichts geschaffen. Dem widerspricht das physikalische Grundgesetz von der Erhaltung der Energie.

Von diesen Argumenten ausgehend trat daher Spinoza (1632—1677) der Descartesschen Lehre mit seiner Theorie des Parallelismus entgegen. Er sagt: Körperliches und Geistiges sind verschiedene gleichberechtigte Reihen, welche sich entsprechen, einander parallel laufen, da sie Erscheinungsweisen oder Seiten desselben Wirklichen sind.

Modifiziert wird dieser Parallelismus auch von anderen Denkern verfochten (Fechner, Paulsen, Wundt), nach welchen jedem Bewußtseinsvorgange ein physiologischer Prozeß im Gehirn zugeordnet ist. Für diese Art des Sichentsprechens leiblicher und seelischer Geschehnisse sind

Vergleichsbilder beliebt wie: Gegenstand und Spiegelbild oder die innere (konkave) und äußere (konvexe) Seite eines Kreises.

Aber auch die „Beweisgründe" dieser Theorien sind nicht stichhaltig. Was die Gegner Descartes gegen ihn ins Feld führen, nämlich ein Einfluß des Bewußtseins auf körperliche Vorgänge und damit auf Vorgänge im Gehirn, sei ausgeschlossen, kann man auch mit gleichem Recht für möglich erklären, auch wenn man die Unerschütterlichkeit des physikalischen Gesetzes von der Erhaltung der Energie anerkennt. Denn wie z. B. auch in der Physik eine senkrecht zur Bewegung ihres Angriffspunktes wirkende Kraft die Richtung der Bewegung ändert, ohne Änderung an Energie zu erleiden oder herbeizuführen, kann man auch an eine regulierende Wirkung des Bewußtseins auf die Energie im Gehirn denken. Es ist doch nicht anzunehmen, daß z. B. im Falle einer Reflexhemmung die kinetische Energie, welche bei Ausführung der Reflexbewegung mobil geworden wäre, einfach vernichtet wird, genau wie bei der Unterdrückung eines Zornansbruchs durch eine Willensanstrengung keine Vernichtung, sondern sicher nur eine Umformung der Energie erfolgt. Und wenn wir umgekehrt durch unsern Willen Ermüdung unterdrücken und durch Wachsein und Arbeit weiter Energie verbrauchen, so wird doch diese nicht einfach aus dem Nichts hervorgezaubert, sondern wohl nur dem Reservevorrat des Körpers (Gehirns) an Energie entnommen.

Bei dieser Art von Betrachtung stellen wir uns das Bewußtsein als rein regulierenden Faktor vor, d. i. allerdings mit anderen Worten, eine Durchbrechung des Grundsatzes der mechanischen Kausalität („Jede mechanische Veränderung hat eine bestimmte mechanische Ursache"). Aber das ist eben die Frage bei unserem ganzen Problem, ob es wirklich nur mechanisch wirkende oder auch noch andere Ursachen gibt.

Ob hinwiederum das Bewußtsein es ermöglichen kann, auf das Körperliche einzuwirken, bei der Unmöglichkeit, daß zwei so verschiedene Prinzipien, wie Leib und Seele, in einem rein körperlichen Zusammenhang stehen, ob eine andere Art Verbindung zwischen beiden Faktoren vorhanden ist und welcher Art man sich diese Verbindung zu denken hat, schließlich ob nicht überhaupt nur ein Prinzip in Frage kommt, das wollen wir uns nunmehr klarzulegen versuchen.

Dazu müssen wir uns jetzt allerdings auf einen ganz neuen Standpunkt stellen und uns, nicht nur der Vollständigkeit halber, mit dem großen Gegner des Dualismus, dem Monismus, befassen.

Gewöhnlich nennt man Monismus im Gegensatz zum Dualismus denjenigen metaphysischen Standpunkt, welcher nur ein Prinzip des Seienden annimmt.

Der Ausdruck stammt von Chr. Wolff (1679—1754), welcher diejenigen Philosophen Monisten nannte, die nur eine Art von Substanz für gegeben erachteten.

Je nach Art des Prinzips unterscheidet man drei Hauptrichtungen des Monismus: den Materialismus, den Spiritualismus und die Identitätslehre.

Die materialistische Richtung des Monismus erklärt den Stoff, das Körperliche, die Materie als das Seiende, als das Wesen aller Dinge. Die Lebenserscheinungen sind mechanisch, die seelischen Erscheinungen sind physische Vorgänge (äquater Materialismus) oder Eigenschaften des

Stoffs (attributiver Materialismus) oder Wirkungen des Stoffs (kausaler Materialismus).

Der Begründer des eigentlichen Materialismus, Demokritos (zwischen 460—360 v. Chr.), lehrte: Wie alles in der Welt, so besteht auch die Seele des Menschen aus Atomen, und zwar aus den feinsten, glatten, runden Feueratomen. Diese finden sich auch anderswo, am meisten aber im menschlichen Leibe, in ihm verteilt und durch die Atmung am Austreten verhindert. Beim Aufhören der Atmung, mit dem Tode, zerstreuen sich die Atome der Seele. Über die Funktion dieser „Seele" äußerte er: Von den Dingen lösen sich unendlich kleine, ihnen gleichende Bilderchen los, dringen durch die Sinnesorgane und setzen die Seelenatome in Bewegung; dadurch entsteht die Wahrnehmung.

Der Spiritualismus (Plotin, Leibniz, Berkeley, Fichte, Hegel, Schopenhauer, Wundt u. a.) vertritt die Ansicht, daß das wahrhaft Seiende, die Wirklichkeit, ihrem Wesen nach geistig sei, aus geistigen, seelischen Wesen bestehe, während die Körper nur Vorstellungen oder Erscheinungen einer rein geistigen Wirklichkeit seien.

Die Identitätsphilosophie (Schelling u. a.) erkennt zwar den Unterschied zwischen Körper und Geist voll an, charakterisiert sich jedoch dadurch als monistische Richtung, daß sie beide nur als verschiedene Erscheinungsformen oder Ansichten einer Wirklichkeit, des Absoluten, der unendlichen Substanz auffaßt.

Viertens könnte man auch, was ungefähr auf das gleiche herauskäme, mit Külpe (1862—1915) vom Materialismus und Spiritualismus den Monismus für sich als denjenigen Standpunkt abtrennen, nach welchem Körperliches und Geistiges verschiedene gleichberechtigte Erscheinungsweisen oder Seiten eines und desselben Wirklichen sind. (Deckt sich, wenigstens rein äußerlich betrachtet, mit dem metaphysischen Parallelismus Spinozas (s. o.), nur legt dieser das Hauptgewicht auf die zwei verschiedenen gleichberechtigten Reihen.)

Was ist nun dieses Wirkliche, Absolute? Der z. B. von Häckel (1834 bis 1919) vertretene naturalistische Monismus denkt dieses Wirkliche aus beiden Seiten bestehend, Körperlichem und Geistigem. Der abstrakte Monismus erklärt dieses Wirkliche als für sich bestehend, das Leibliche und das Seelische als seine zwei verschiedenen Erscheinungsformen. Fichte nennt dieses Wirkliche: absolutes Ich, Schelling: absolute Differenz, Hegel: Absolutes, Schopenhauer: Wille, Hartmann: das Unbewußte, das aus Wille und Idee Zusammengefaßte, während es andere (Spencer, Feuerbach, Höffding u. a.) als schlechthin unbekannt bezeichnen.

Damit ist nun wenig geholfen und nichts erklärt, deshalb suchen die Vertreter moderner monistischer z. T. erkenntnistheoretischer Richtungen diese Unklarheit durch Zurückführung auf Bewußtsein, Erlebnisse, Empfindungen und Erfahrungen zu überwinden. Daraus resultieren wieder verschiedene Schulen, von denen einige hier noch angeführt seien:

M. Verworn (geb. 1863) vertritt den Psychomonismus (neben dem Konditionalismus), d. i. die Ansicht, daß alle Wirklichkeit Bewußtseinswirklichkeit sei. (Konditionalismus ist der erkenntnistheoretische Standpunkt Verworns, nach welchem der Ursachbegriff als geheinmisvoll verworfen und an seiner Stelle Bedingungen des Geschehens anerkannt werden.)

Der Konszientialismus bezeichnet das im Bewußtsein Gegebene, die wirklichen Empfindungen und Gefühle, als Gegenstand der Realwissenschaft und leugnet die Existenz der „Dinge an sich". Einen ganz ähnlichen Standpunkt vertreten der idealistische Positivismus (Mill, Mach u. a.) und der sogenannte Empfindungsmonismus (Mach, Avenarius, Petzoldt, Ziehen u. a.).

Der Empiriokritizismus ist die von Avenarius (1843—96) begründete Richtung, welche die Aufgabe der Erkenntnistheorie, d. h. der Forschung nach Ursprung, Geltung, Umfang und Grenzen der Erkenntnis, im Fußen auf reinen Erfahrungstatsachen erblickt und unter anderm die prinzipielle Unterscheidung von körperlich und seelisch ablehnt.

Damit nähern wir uns endlich dem objektiven Idealismus, welcher ein allgemeines Bewußtsein oder Ich als Ausgangspunkt annimmt, und der Immanenzphilosophie, die ebenfalls besagt, daß der unmittelbar gegebene Bewußtseinsinhalt Erfahrungsstoff, daß alles Wirkliche also Inhalt eines allgemeinen Bewußtseinsinhaltes ist. Alles Seiende ist nach ihr notwendig Bewußtseinsinhalt (da wir es ja nur durch unsere Erfahrung wissen!); eine vom Bewußtsein unabhängige Wirklichkeit gibt es nicht (zu ergänzen: für uns!).

Diese zwei letztgenannten Anschauungen vertritt der Greifswalder Philosoph J. Rehmke (geb. 1848), welcher damit einer von erkenntnistheoretischen Grundsätzen durchwebten monistischen Anschauung huldigt. Die „Seele" betrachtet er als „nichtdingliches Einzelwesen" in steter Wirkenseinheit mit dem Dinge Leib, wobei eben diese Wirkenseinheit wohl als das monistische Kriterium anzusehen ist.

Damit wäre ein kurzer Überblick über die Teile philosophischer Grenzgebiete gegeben, welche zu der uns bewegenden Leib-Seele-Frage in Beziehung stehen, und auch unter diesen habe ich eine grobe Sichtungwahl vornehmen müssen. Doch haben wir auf unserem sozusagen entwicklungsgeschichtlichen Gange durch dieses Gebiet wohl wenigstens einen skizzenhaften Überblick über die Anschauungen von Denkern aus verschiedenen Kulturperioden gewonnen. Wir konnten dabei sehen, wie schroff sich z. T. die Ansichten der einzelnen Richtungen gegenüberstehen, andererseits auch wieder, wie sie z. T. ineinandergreifen und sich teilweise sogar decken. Wir haben auch erkennen müssen, daß keine der bisher erwähnten Theorien ohne weiteres einen für uns brauchbaren Seelenbegriff darstellt. Zum Teil sind die Auffassungen als zu grob materialistisch, zum Teil als zu vage und unbestimmt und daher für uns nicht brauchbar abzuweisen. Was sollen wir uns unter einer rein stofflichen Seele vorstellen? Was fangen wir mit dem Begriff einer Seele als „Lebensprinzip", als „Bewegungsprinzip", als „Sitz des Wissens und der Willenskraft", als „Fähigkeit der Wahrnehmung" u. a. m. an? Was nützt es, wenn für einen uns unklaren Begriff nur ein anderer ebenso unbegreiflicher gesetzt wird?

Hier hilft nur eins, daß wir in eine Theorie, welche den Begriff „Seele" langsam und klar entwickelt, eindringen und uns damit das Fundament für unsere weitere Arbeit verschaffen. Wenn wir die damit naturgemäß verbundene Denkarbeit nicht scheuen, so ist die Möglichkeit einer Klärung gegeben, denn unter den letztgenannten modernen monistischen, z. T. erkenntnistheoretischen Richtungen, findet sich vor allem ein Forscher, dessen Anschauung unserem Zweck am besten zu entsprechen scheint: der vor kurzem verstorbene M. Verworn.

Dieser äußert sich in seiner Abhandlung über die „Mechanik des Geisteslebens", (B. G. Teubner, Leipzig und Berlin 1919), ungefähr in diesem Sinne: Die Quelle aller Mißverständnisse, Irrtümer und Widersprüche, welche bei der Behandlung des Leib-Seele-Problems immer wieder auftauchen, ist die Gewöhnung des Menschen seit undenklichen Zeiten, zwei Seiten seiner Natur, eine körperliche und eine seelische, zu unterscheiden und diese Dualität schließlich als selbstverständlich hinzunehmen.

Besonders von der Todestatsache scheint dieser Dualismus seinen Ausgangspunkt genommen zu haben, und auch jetzt erkennt man an der ganzen Sprachentwicklung und im Sprachgebrauch die stillschweigende Anerkennung der dualistischen Anschauung; oft gegen den Willen dessen, der sich dieser „Dualistischen Ausdrucksweise" bedient, weil es eben keine andere gibt und die Prägung neuer Worte nur neue Unklarheit stiften würde. So ist uns durch den Sprachgebrauch im täglichen Leben die Vorstellung des Dualismus förmlich aufgezwungen, und es wird jedem recht schwer, sich davon ohne weiteres loszumachen.

Nun hat die Wissenschaft noch ein Übriges getan, indem sie den im Volke gängigen dualistischen Anschauungen dadurch sozusagen ihr Sanktum gab, daß sie die Theorie vom psychophysischen Parallelismus aufstellte, welche (wie wir weiter oben gesehen haben) sich körperliche und geistige Prozesse nebeneinander verlaufend denkt, und zwar so, daß bestimmte körperliche Vorgänge mit ganz bestimmten psychischen Vorgängen verkoppelt sind. Es wird damit zwar keine Erklärung für die Art des Zusammenhangs zwischen beiden Reihen gegeben, doch still vorausgesetzt, daß sie beide existieren.

Trotzdem versucht die Wissenschaft immer wieder, diese Dualität in monistischem Sinne zu beseitigen, daher der Konflikt. Wir sehen denn auch, daß die fortwährend unternommenen monistischen Lösungsversuche am Dualismus von Leib und Seele ständig scheitern; alle die seit den Zeiten des Altertums bis in die Jetztzeit gemachten Versuche dieser Art waren nicht so beschaffen, daß sie allgemein anerkannt werden können.

Zunächst die Materialisten. Sie sagen, die psychischen Vorgänge beruhen auf den gleichen Grundsätzen wie die körperlichen, d. h. auf der Bewegung von Atomen, sind also letzten Endes ebenfalls als körperliche Geschehnisse zu betrachten. Die naiven Vorstellungen der Griechen (Demokritos, s. o.) wurden später zwar entwickelt und verfeinert, jedoch ohne den Gegensatz zwischen Leib und Seele eigentlich beseitigen zu können. E. Du Bois-Reymond z. B. hat es an der Hand einer geistreichen Deduktion für unmöglich erklärt, auch nur die einfachste Empfindung auf Atombewegung zurückzuführen. Selbst wenn wir die betreffenden Atome in unser Gehirn eintreten sehen könnten, wenn wir genau ihren Weg bis in die feinsten Nervenzellen der Großhirnrinde verfolgen könnten, wenn wir sehen und berechnen könnten, welche Atome ein- und welche austreten, wie sie sich verbinden und wie sie sich trennen, so würden wir doch nie und nirgends eine Empfindung zustandekommen sehen.

Ein anderer Lösungsversuch: Wilhelm Ostwald will den Dualismus von Materie und Geist dadurch beseitigen, daß er für Materie „Energie" setzt. Aber auch damit kommen wir nicht weiter, denn es ist gleichgültig, ob ich sage, eine Empfindung entsteht durch Bewegung von Atomen, oder ob ich sage, sie entsteht durch Energieumsatz; das Verständnis für eine Empfindung erhalte ich weder durch das eine, noch durch das andere.

Und wenn Ostwald nun eine spezifische „psychische" Energie annimmt, so wird in die Frage nur noch eine neue Unbekannte hineingetragen, deren Existenz sich nicht beweisen läßt.

Ferner: Man hat die Unklarheit dadurch aufheben wollen, daß man den Dualismus als nur scheinbar bezeichnete; die psychische und die körperliche Reihe seien nur verschiedene Seiten ein und derselben Substanz (Parallelismustheorie, Spinoza, s. o.). Aber auch diese Auffassung ist keine Aufklärung, denn die beiden Reihen werden dabei, wenn auch nur als verschiedene Erscheinungsformen, dennoch beide als für sich bestehend anerkannt.

Solche und andere noch unternommene Versuche, den Dualismus Leib-Seele zu beseitigen, können deshalb nicht zum Ziele führen, weil sie eben Leib und Seele auf Grund alter, übermächtiger Traditionen als nebeneinander existierend wenigstens stillschweigend akzeptieren.

Demgegenüber behauptet Verworn, daß der Dualismus von Leib und Seele in Wirklichkeit gar nicht existiert. Es sind gar nicht zwei prinzipiell verschiedene, parallel nebeneinander bestehende Reihen da, eine körperliche und eine geistige, sondern es gibt überhaupt nur eine Reihe, mag man sie nennen, wie man sie will.

Wenn wir nämlich zunächst unser eigenes Seelenleben, das wir subjektiv in uns betrachten, analysieren, so ergeben sich als seine Inhaltsbestandteile Empfindungen, Vorstellungen, Gedanken, Komplexe von Gedanken, Gefühle.

Was weiß ich andererseits von meinem Körper? Ebenfalls nichts weiter als die gleichen Inhaltsbestandteile, eine Summe von Empfindungen. Sehe ich den Körper an, so habe ich bestimmte Licht- und Farbenempfindungen und eine Summe von Raumgrößenempfindungen. Berühre ich den Körper, so habe ich verschiedene Wärme-, Druck- und Tastempfindungen. Kurz, ich kann von einem wie immer beschaffenen Körper nichts anderes erkennen, als immer nur Empfindungen, und nur eine bestimmte Summe von Empfindungen in ihrer charakteristischen Vereinigung und Anordnung ist das, was ich Mensch nenne. Doch nicht nur vom eigenen oder fremden Menschenkörper gilt das, sondern sinngemäß auch von jedem anderen Körper, jedem Tier, jeder Pflanze, jedem Stein, und wenn ich die gesamte Körperwelt analysierte, so würde ich immer nur die gleichen Bestandteile wie in meiner eigenen Psyche finden. Wo bleibt da der Dualismus? Es sind immer nur Dinge einer Art, immer nur Empfindungen. Das ist Einheitlichkeit und kein Dualismus.

Dem wird man nun entgegenhalten: Die Körper existieren aber auch, wenn ich sie nicht sehe, fühle usw., kurz, wenn ich sie nicht empfinde; ein vor mir stehender Mensch ist immer noch da, auch wenn ich die Augen zumache. Das ist nicht zu bezweifeln, ein Mensch oder irgendein anderer Körper ist da und bleibt derselbe, ob ich ihn ansehe oder nicht. Was jedoch im einen Falle anders ist als im andern, das ist nur die eigentümliche Kombination. Wenn ich den Körper vor mir habe und ihn ansehe, so besteht ein anderer Komplex von Beziehungen, als wenn ich ihn nicht ansehe. Im ersten Falle ist nicht nur der Körper für sich vorhanden, sondern auch die Beziehungen, welche er durch meine Sinne zu meinem Gehirn gewinnt, Beziehungen sehr komplizierter Art. Sehe ich den Körper nicht an, so fallen alle diese Beziehungen fort. Die Verschiedenheit in beiden Fällen beruht somit auf den verschiedenartigen Bedingungen, gerade wie ein elektrischer Strom, der doch immer dasselbe bleibt, einmal Licht, einmal Geräusch, einmal etwas Saueres, dann wieder ein Kribbeln für uns ist, je nachdem er durch das Auge, das Ohr, das Geschmacks- oder das Gefühlsorgan zu uns in Beziehung tritt. Wenn ich ihn jedoch nicht sehe, höre, fühle oder schmecke, so ist er eben außer Beziehung zu mir, für mich nicht vorhanden.

Man kann nun immer noch fragen: Was sind denn nun die Körper, was ist das „Ding an sich", gänzlich losgelöst von allen Beziehungen? Darauf können wir aus allen Erfahrungen heraus antworten, daß Dinge, von sämtlichen Beziehungen losgelöst, überhaupt nicht existieren. Sie stehen zwar nicht immer zu uns in Beziehungen, so doch in jedem Falle untereinander in irgendeiner Weise, mit Bezug auf Örtlichkeit, Zeitlichkeit, Form, Größe u. dgl. mehr. Ein Ding, welches nur unbedingt „an sich" existierte, ist nirgends vorhanden. *In Wirklichkeit gibt es daher nur Bedingungskomplexe* und die von uns mit besonderem Namen bezeichneten *Dinge sind* nichts weiter als *spezifische Komplexe von Bedingungen.*

Diese Dinge = spezifische Bedingungskomplexe können wir natürlich immer nur in irgendeiner Beziehung zu uns erkennen; unsere Empfindungen stellen stets nur Kombinationen von Dingen mit unserm eigenen Ich vor. *Unser Ich ist aber grundsätzlich von der gleichen Art wie alle anderen Dinge, es ist ein Bestandteil der Welt wie andere auch.* Unsere Empfindungen, welche ja dadurch zustandekommen, daß unser Ich (eben ein Weltteilchen wie alle übrigen) mit den Dingen der Außenwelt in Beziehung tritt, sind daher prinzipiell nichts anderes, als die Vorgänge, welche entstehen durch die Wechselbeziehungen der Dinge der Außenwelt unter sich.

„Diese Betrachtungen", sagt *Verworn*, „geben uns den Standpunkt für die Erforschung der Dinge".

Die Aufgabe aller wissenschaftlichen Forschung kann nur darin bestehen, daß wir die Bedingungen ermitteln, unter denen die Zustände und Vorgänge zustandekommen, die wir wahrnehmen und die wir mit kurzen Worten und Ausdrücken voneinander unterscheiden. Wenn wir sämtliche Bedingungen für einen Vorgang oder Zustand festgestellt haben, dann haben wir den Vorgang oder Zustand wissenschaftlich erklärt. Etwas anderes kann die wissenschaftliche Forschung nie tun. Wir können immer nur feststellen: „Die und die Bedingungen existieren und wenn sie existieren, dann muß dies oder jenes der Fall sein."

Wenn wir also von dem Standpunkt aus, daß nur eine Art von Dingen, heißen sie nun körperliche oder geistige oder sonstwie, existiert, das sogenannte Geistesleben untersuchen wollen, können wir das nur, indem wir die Bedingungen für das Getriebe der Wahrnehmungen, Vorstellungen, Empfindungen usw. feststellen. Eine Empfindung, eine Vorstellung, eine Vorstellungsreihe ist erklärt, sobald wir ihre sämtlichen Bedingungen erkennen, denn sie ist nichts weiter als dieser Bedingungskomplex selbst, den wir mit kurzem Wort als Empfindung, Vorstellung usw. zu bezeichnen pflegen.

Bevor wir nun die einzelnen Bewußtseinsvorgänge besprechen, müssen wir uns klarmachen, daß wir aus Zweckmäßigkeitsgründen die „dualistische" Ausdrucksweise beibehalten müssen, da wir eben keine andere haben und die Prägung neuer Worte auf jeden Fall vermieden werden soll. Wir dürfen deshalb ruhig von „Seelischem" und „Körperlichem", von „geistiger"

Tätigkeit und „körperlichem“ Substrat sprechen, wenn wir dabei nur immer bedenken, daß wir die beiden Begriffe nicht in einen Gegensatz zu einander bringen und sie nicht als zwei prinzipiell verschiedene Reihen betrachten, sondern sie uns als Komplexe von Bedingungen vorzustellen haben, unter denen sich die Vorgänge in der Welt in Beziehung zu uns abspielen.

II. Psychologie.

Um uns einen Begriff von den „seelischen“ Komplexbestandteilen: Empfindungen, Vorstellungen usw. machen zu können, müssen wir auf einem Grundbegriff aufbauen, dem Bewußtsein. Dieses ist zunächst ein Ausdruck für die nicht weiter erklärbare Tatsache, daß wir sogenannte „psychische“ Erlebnisse haben, wie Empfindungen, Vorstellungen, Gefühle, Strebungen, Gedanken usw.

Bewußtsein ist somit das Kennzeichen aller „psychischen“ Vorgänge, die allgemeine Verbindung aller „psychischen“ Erlebnisse. Im engeren Sinne liegt das Kennzeichen des Bewußtseins beim Menschen darin, daß dieser sich selbst als erlebendes Subjekt von seinen Erlebnissen unterscheidet.

Von Bewußtseinsakten und Bewußtseinsinhalten nennen wir folgende: 1. Empfindungen, 2. Vorstellungen, 3. Gedankenbildung (logisches Denken), 4. Gedächtnis (Bahnung durch Übung), 5. Willensakte, 6. Affekte, Gefühle, Stimmungen. Außerdem spielen bei diesen allen eine wichtige Rolle die Hemmungsvorgänge und die Einengung des Bewußtseins (Schlaf, Träume, Hypnose).

Als Sitz der Prozesse, durch welche das Bewußtsein bedingt ist, darf heute wohl mit Sicherheit das Gehirn betrachtet werden, und zwar ein bestimmter Teil desselben, das Großhirn. Das ist durch Tierversuche (doch diese sind nicht beweisend!), durch Erfahrungen bei der Narkose (Bewußtlosigkeit bei Fortbestehen der Reflexbewegungen), durch den Versuch des Italieners Mosso an einem Patienten mit freiliegendem Stirnhirn (Einschlafen bei Absperrung der Blutzufuhr) und durch Erfahrungen in der Psychiatrie bewiesen. Ja man kann heute noch erheblich weiter gehen; wir wissen, daß das Großhirn nicht in allen seinen Regionen gleichwertig ist, daß vielmehr die verschiedenen psychischen Funktionen in einzelnen Bezirken der Großhirnrinde lokalisiert sind, so die motorische Sphäre und im wesentlichen auch die Fühlsphäre in der vordern und hintern Zentralwindung, die Hörsphäre in der oberen Temporalwindung, die Sehsphäre in den Okzipitalwindungen.

Von diesen Bezirken abgesehen, bleiben nun noch ziemlich große Gebiete des Großhirns übrig. Worin besteht deren Funktion? Flechsig hat festgestellt, daß im Gegensatz zu den sensorischen und motorischen Sphären, die Fasern in den übrigen Gebieten nicht senkrecht zur Hirnoberfläche verlaufen, sondern dieser mehr parallel, so daß durch sie diese einzelnen Bezirke miteinander verbunden werden. Er nannte diese Fasern Assoziationsfasern, die durch sie verbundenen Gebiete Assoziationszentren.

Wenn wir uns nun noch vor Augen führen, daß beim Neugeborenen wohl die sensorischen und motorischen Fasern, nicht aber die Assoziationsfasern vorhanden sind, diese sich vielmehr erst nacheinander und allmählich mit der Ausbildung des höheren geistigen Lebens entwickeln, so müssen wir daraus den Schluß ziehen, daß die komplizierten Bewußtseinsakte eben in diesen Assoziationssphären zustande kommen. Daß diese Annahme richtig ist, dafür sprechen nicht nur zahlreiche pathologische Erfahrungen, sondern auch klinische Beobachtungen bestimmter Intelligenzdefekte und anderer entsprechender Ausfallsymptome bei Zerstörungen in diesen Gebieten.

Damit sind wir soweit, untersuchen zu können, wie durch Zusammenwirken dieser verschiedenen Assoziationssphären ein Bewußtseinsakt zustandekommt, doch muß ich vorher noch einige nervenphysiologische Bemerkungen in gedrängter Kürze einschieben.

Die sogenannte Neuronlehre setze ich, da diese Zeilen für Mediziner geschrieben sind, als im ganzen bekannt voraus. Ich erinnere nur noch einmal

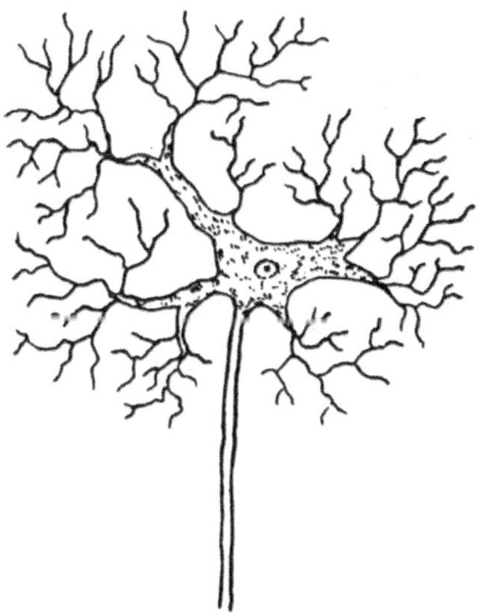

Abb. 1. Neuron: Kernhaltige Ganglienzelle mit Dendriten und Achsenzylinder.

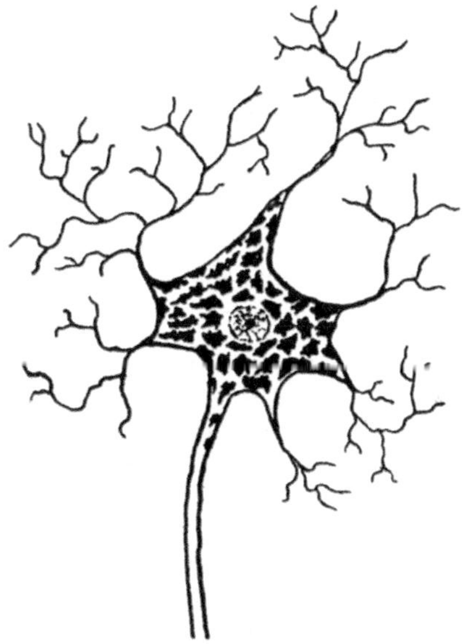

Abb. 2. Nißl-(Tigroid-)Schollen in einer Ganglienzelle.

daran, daß nach der Theorie von Waldeyer (1891) Ganglienzelle und Nervenfaser Bestandteile einer Zelle sind und zusammen ein sogenanntes Neuron bilden mit baumartig verästelten Ausläufern (Dendriten) und einem längern Fortsatz, welcher im weitern Verlauf zum Achsenzylinder der Nervenfaser wird. Diese Theorie ist durch neuere Forschungen zwar angegriffen, doch nicht widerlegt. (S. Abb. 1).

Im Protoplasma der Ganglienzellen befinden sich kleine, unregelmäßig geformte Klümpchen verteilt, sogenannte Nißl-Schollen, welche bei Ermüdung und Erschöpfung verschwinden, also eine Reserve für die Ganglienzelle darstellen. Die Zwischenräume zwischen den Nißl-Schollen werden durch feinste Neurofibrillen (auf der Abbildung nicht bezeichnet) ausgefüllt, welche das Zellprotoplasma von einem Fortsatz zum andern durchziehen oder netzartig durchsetzen. (S. Abb. 2.)

Das gesamte Nervensystem besteht aus zahllosen, streng gesetzmäßig zusammenhängenden Neuronen, welche in den verschiedensten Teilen der peripheren Nerven, des Rückenmarks und des Gehirns miteinander zu langen Bahnen verbunden sind, so daß die sich in ihnen abspielenden Vorgänge in ganz bestimmter Weise ablaufen müssen.

Und gerade diese Vorgänge sind es, die uns hier zunächst interessieren. Soweit wir auch noch vom Ziele in der Erforschung dieser Prozesse entfernt sind, so haben doch die Forschungen der letzten Jahrzehnte in einige gerade für das Verständnis der geistigen Geschehnisse sehr belangreiche Punkte Licht gebracht:

Der Stoffwechsel der Zelle besteht darin, daß sich dauernd zwei Phasen nebeneinander abspielen, der Zerfall der lebendigen Substanz, die Dissimilation und der Aufbau derselben, die Assimilation. In der ruhenden Zelle besteht Gleichgewicht zwischen beiden; Reize, die von außen auf die Zelle wirken, verursachen eine Störung dieses Stoffwechselgleichgewichtes, und zwar in Form einer Erregung, welche mit Dissimilation einhergeht. Steigert der Reiz die Prozesse des Ruhestoffwechsels, so tritt Erregung ein, setzt er sie herab, so spricht man von Lähmung, hört er auf, so stellt sich sofort das Stoffwechselgleichgewicht automatisch wieder her, und zwar mittels des von Blut und Lymphe gelieferten Materials. Diesen Vorgang nennt man die Selbststeuerung des Stoffwechsels.

Was nun speziell die Ganglienzelle anbetrifft, so ist diese in hohem Grade abhängig von der Sauerstoffzufuhr; Mangel daran setzt die Erregbarkeit der Ganglienzelle herab und versetzt sie in das sogenannte Refraktärstadium, in welchem die Zelle durch einen äußern Reiz immer schwerer zu einer sogenannten Impulsentladung veranlaßt werden kann. Diese Herabsetzung der Erregbarkeit kann bis zum völligen Erlöschen führen, wenn den Ganglienzellen bei mangelnder Sauerstoffzufuhr von der Peripherie immer wieder neue Impulse zugeführt werden, d. h. einfach ausgedrückt, wenn die Ganglienzellen ohne genügenden Ersatz des Sauerstoffs ständig angestrengt arbeiten müssen. Diesen Lähmungszustand bezeichnen wir als Ermüdung und Erschöpfung, verursacht durch Sauerstoffmangel in den Ganglienzellen und Anhäufung unvollkommener Oxydationsprodukte, sogenannte Ermüdungsstoffe, unter anderm der Milchsäure.

Die auf die Ganglienzellen eindringenden Reize bewirken nun nicht immer eine Erregung, sondern nicht selten auch eine Lähmung, so bei Anwendung der Narkotika Alkohol, Äther, Chloroform usw. Doch außer diesen kennen wir noch eine ganz andere lähmende Ursache, eine innere, welche in hemmenden, von bestimmten Ganglienzellen des Gehirns ausgehenden Reizimpulsen liegt. Diese nervösen Hemmungszustände spielen im normalen Geschehen eine außerordentlich große und wichtige Rolle. Wir finden diese zentral bedingten Hemmungsprozesse sowohl auf motorischem Gebiete (automatische Erschlaffung der Antagonisten bei Kontraktion einer Muskelgruppe u. a.), als auch auf sensorischem, und im gesamten Empfindungs- und Vorstellungsleben verbreitet. Wir kommen darauf später noch zu sprechen.

Über die Funktion der Nervenfaser will ich nur noch anfügen, daß diese, obgleich mit der Ganglienzelle ein Zellenganzes bildend, ausschließlich leitendes Organ für die dissimilatorischen Erregungen der Zelle ist. Der spezifische Enderfolg hängt also nicht von der Nervenfaser, sondern einzig und allein von der spezifischen Eigenart des Endorgans ab.

Damit haben wir das Fundament für die hier folgenden Betrachtungen über die einzelnen psychischen Vorgänge:

Nach unsern soeben angestellten Beobachtungen über die Funktionen der Ganglienzellen und Nervenfasern leuchtet es ein, daß nicht nur die Beziehungen zwischen Sinnesorganen und Gehirn, sondern auch die zwischen den einzelnen Bezirken dieses Organs auf dem Wege der Nervenbahnen durch dissimilatorische Erregungen hergestellt werden müssen. Um dies zu ermöglichen, zieht ein ungeheuer kompliziertes Netz von sensiblen und Assoziationsfasern von einer Sphäre des Gehirns zur andern, so daß auch die einzelnen Gehirnteile für sich gesondert miteinander in Konnex treten können.

Um mit dem einfachsten zu beginnen, wollen wir uns zunächst das Zustandekommen einer Empfindung klarmachen: Der von einem Gegenstande ausgehende Lichtreiz verursacht eine dissimilatorische Erregung der

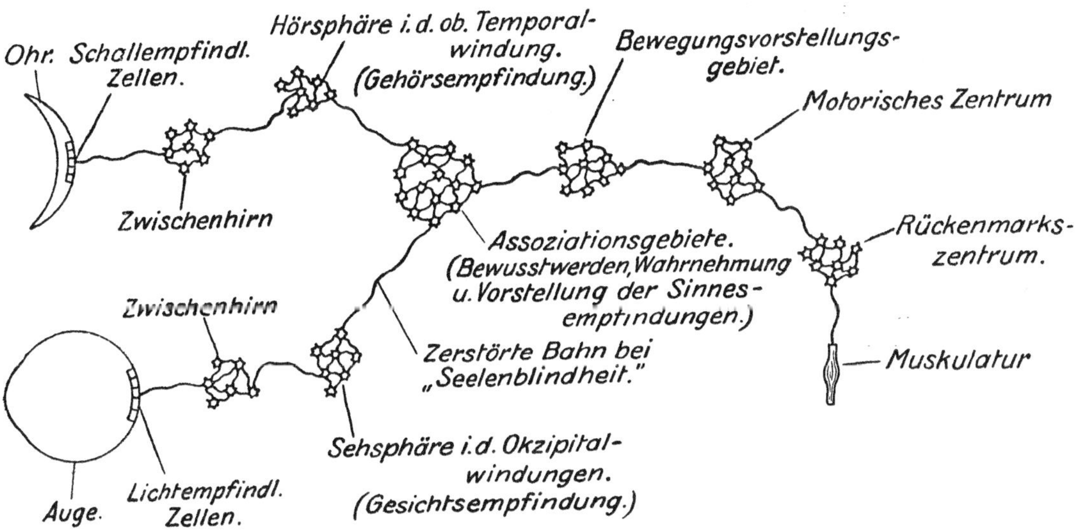

Abb. 3. Schema für die Vorgänge beim Sehen (Hören usw.), Empfindung, Wahrnehmung, Vorstellung; bei Abwehrbewegungen auf schreckhafte Sinnesempfindungen; bei „Seelenblindheit".

Sinneszellen im Auge. Diese Erregung wird zu einer im Zwischenhirn gelegenen Ganglienzellengruppe geleitet und von hier aus zu einer Zellgruppe der Sehsphäre im Hinterhauptlappen. Mit der Entstehung der Dissimilationsphase des Stoffwechsels auch in den Ganglienzellen, die unter sich in mannigfachster Weise durch Assoziationsfasern verknüpft sind, ist die bewußte Gesichtsempfindung (auch als Wahrnehmung bezeichnet) verbunden oder mit anderen Worten, mit der Erfüllung all der genannten physiologischen Bedingungen haben wir den betreffenden Gesichtseindruck. Bei der ungeheueren Zahl der Ganglienzellen in der Sehsphäre ist auch die Möglichkeit so außerordentlich mannigfaltiger Gesichtseindrücke, wie wir sie täglich in bezug auf Licht, Farbe usw. haben, durchaus verständlich. Schwindet der Lichtreiz z. B. durch Lidschluß, so stellt sich der ursprüngliche Zustand des Stoffwechselgleichgewichtes in den Ganglienzellen der ganzen Sehbahn durch Selbststeuerung sofort wieder her, die Zellen sind für neue Eindrücke bereit. (S. Abb. 3.)

Bei Empfindungen auf dem Gebiete des Hörens, Riechens, Schmeckens, Tastens spielen sich natürlich ganz entsprechende Vorgänge ab.

Im Anschluß an eine solche Sinnesempfindung entwickelt sich meistens zugleich eine Vorstellung, d. h. ein Bewußtseinsvorgang, welcher eben ohne die vorhergegangene Empfindung nicht existieren wörde. Die Vorstellung ist sozusagen ein Erinnerungsbild einer Sinnesempfindung; sie kann selbständig reproduziert werden, ohne eines Sinnesreizes wieder zu bedürfen, während eine Empfindung jedesmal nur durch einen solchen erzeugt wird. Wir haben nun soeben besprochen, daß durch jeden Sinnesreiz eine Erregung der Ganglienzellen der betreffenden Sinnessphäre hervorgerufen wird, doch ist es wahrscheinlich, daß damit die Fortleitung der Erregung nicht ihr Ende findet, sondern daß diese sich vielmehr noch in die Assoziationszentren fortpflanzt und hier besondere Zellen erregt, in welchen erst die Bedingungen für eine der jeweiligen Empfindung entsprechende Vorstellung gegeben werden. (S. Abb. 3.)

Das Empfindungsgebiet haben wir uns somit vom Vorstellungsgebiet getrennt zu denken, wie auch die psychiatrischen Erfahrungen über die Seelenblindheit beweisen dürften.

„Seelenblind" ist ein Mensch, welcher wohl von Objekten Gesichtsempfindungen hat, sie jedoch nicht deuten und richtig bezeichnen kann. Weist man ihm z. B. ein Paar Schuhe, die er täglich in Gebrauch hatte, so kann er erst dann über sie reden und sie beschreiben, wenn man ihm die Bezeichnung nennt. Die Vorstellung „Schuhe" ist also noch vorhanden, nur muß sie beim Seelenblinden auf einem andern Wege als durch den Gesichtssinn, in unserem Beispiel durch das Gehör wieder geweckt werden. Autopsien solcher Kranker ergaben die Bestätigung unsrer oben ausgesprochenen Annahme insofern, als sich bei ihnen die Assoziationsbahnen zwischen Sehsphäre und hinterm großen Assoziationsgebiet durch einen krankhaften Prozeß zerstört zeigten, während die tangentialen Bahnen zwischen Hörsphäre und genanntem Assoziationsgebiet intakt waren (siehe Abb. 3). Es ist daher einleuchtend, daß die Vorstellung „Schuhe" nicht auf dem Wege über die Gesichtssphäre, wohl aber über die Hörsphäre wieder wachgerufen werden konnte. Es liegen also die Empfindungszentren, Sehsphäre, Hörsphäre usw. abseits von den Assoziationszentren, in deren Ganglienzellen die den verschiedenen Vorstellungen entsprechenden Erregungsvorgänge miteinander vereinigt und nach allen Richtungen so verbunden werden, daß die verschiedenartigen Vorstellungen auch ohne entsprechende Sinnesreize wieder wachgerufen und miteinander kombiniert werden können.

Damit kommen wir zur Gedankenbildung, welche ja in der gesetzmäßigen Aneinanderreihung von Gesichts-, Tast-, Gehörs usw.-Vorstellungen besteht, in einer gesetzmäßigen, nicht planlosen Aneinanderreihung, denn erst darin besteht das logische Denken. Dieses wird beim Menschen nur durch mühsame, langjährige Erziehung entwickelt, indem wir unsern Kindern das geistige Besitztum, welches sich in langen Kulturepochen seit Jahrtausenden unter Ausmerzung alles Überwundenen, Verbrauchten angehäuft hat, übermachen und bei ihnen immer wieder falsche, unseren Erfahrungen widersprechende Assoziationen korrigieren.

Diese Erziehung zum logischen Denken kann jedoch nur Erfolg haben bei gleichzeitiger Ausbildung eines brauchbaren Gedächtnisses, indem wir durch Übung in den betreffenden Ganglienzellen und Nervenfasern der

Assoziationszentren eine gewisse „Bahnung" bewerkstelligen. Durch diese funktionellen Übungen nehmen, wie einwandfrei nachgewiesen, die Ganglienzellen an Substanz zu und treiben stark verästelte Dendriten; auch die Nervenfortsätze wachsen an Querschnitt. Wie nun der durch Übung gewachsene Muskel stärkere Wirkungen ausübt als ein schwacher ungeübter, so ist auch die durch Übung an Zellsubstanz gewachsene Ganglienzelle imstande, stärkere Impulse zu erzeugen als eine kleine schwach entwickelte. Je voluminöser also ein Neuron durch Übung ist, desto stärkere Impulse kann es durch die nächsten Stationen senden, d. h. desto geeigneter wird es für die Assoziationsbildung sein. Es werden also die Assoziationsbahnen dadurch, daß wir immer wieder auf diesen gleichen Bahnen Impulse durchlaufen lassen, sozusagen ausgeschliffen, die Intensität der von den wachsenden Ganglienzellen ausgehenden Impulse wird immer größer, so daß die Erregungen immer leichter durch die — infolge vermehrter Beanspruchung ja gleichfalls stärker gewordenen — Bahnen laufen, und auch diese zur logischen Gedankenverbindung immer mehr geeignet werden.

Diese Tatsachen sind aber nichts anderes als das, was wir Gedächtnis nennen. Stellen wir die Übungen ein, so nehmen die Ganglienzellen und die Fasern an Volumen ab, die Impulse werden schwächer und können nicht mehr so glatt die Bahnen durchlaufen. Wir können uns nicht mehr so leicht erinnern, wir fangen an zu vergessen.

Für einen andern Bewußtseinsvorgang, den sogenannten Willensakt, können wir uns an der Hand der einfachsten Möglichkeit, der Entstehung desselben im Anschluß an eine Empfindung, ohne Schwierigkeit das Verständnis verschaffen, welches uns dann wiederum auch eine Willensbetätigung auf Grund von Vorstellungen oder Gedanken begreiflich macht.

Denken wir uns, wir sehen etwas Bedrohliches auf uns zukommen und machen daraufhin eine Abwehrbewegung oder wenden uns zur Flucht. Durch den Lichtreiz wird, wie wir bereits wissen, dissimilatorische Erregung in den Sinneszellen des Auges erzeugt und bis zu den Zellen der Sehsphäre fortgeleitet. Von hier pflanzt sich die Erregung fort durch die Assoziationsbahnen bis zu einem Assoziationszentrum, in welchem dadurch eine entsprechende Vorstellung, Vorstellungskette, Überlegung usw. entsteht. Der Impuls wird nun von hier aus weitergegeben an einen anderen Teil des Assoziationsgebietes, in welchem die Vorstellung der geeigneten motorischen Reaktion gebildet wird.

Erst von diesem Bewegungsvorstellungsbezirke wird die Erregung dann der motorischen Sphäre übermittelt. Hier wird wiederum eine Gruppe von Ganglienzellen in dissimilatorische Erregung versetzt und leitet den Impuls in ein in der gegenüberliegenden Körperhälfte gelegenes Rückenmarkszentrum, von wo der Impuls endlich durch die peripheren Nervenbahnen den bestimmten Muskelgruppen zugeführt wird. Die Abwehrbewegungen oder die zum Flüchten notwendigen Muskelaktionen treten in Tätigkeit (s. Abb. 3).

Ebenso kann natürlich auch ohne die Wirksamkeit eines Sinneseindrucks ein Willensimpuls einfach durch eine Vorstellung ausgelöst werden, welche durch dissimilatorische Erregung der Zellen eines Assoziationszentrums entsteht. Das Gefühl einer Gefahr muß bei dem betreffenden Menschen ja nicht unbedingt durch einen Sinnesreiz hervorgerufen werden, es kann ja auch nur durch die Vorstellung einer drohenden gefährlichen Situation entstehen.

Bei den Reflexbewegungen ist der Weg einfacher: Sinnesneuron — sensibles Neuron im Rückenmark — motorisches Neuron in der vordern Säule der grauen Substanz des Rückenmarks — Muskel.

Über ein anderes, recht wichtiges Gebiet der Bewußtseinsvorgänge, die sogenannten Affekte, Gefühle und Stimmungen, haben wir leider nur mehr weniger empirische Kenntnisse. Verworn sagt (loc. cit.) darüber: „Wir können hier nun die Tatsache feststellen, daß diese Gefühle und Affekte, wie Liebe, Haß, Wollust, Zorn, Lust, Unlust, Frohsinn, Heiterkeit, Trauer und viele andere meist verknüpft sind mit irgendwelchen Empfindungen, Vorstellungen, Gedanken, Überlegungen. Wenn wir uns gewöhnen, unsere Stimmungen und Gefühle zu analysieren und ihren Bedingungen nachzuspüren, so gelingt es uns bei genauer Selbstbeobachtung sehr häufig, auch für solche Stimmungen, Affekte und Gefühle, die momentan isoliert im Bewußtseinsfelde sind, die Empfindungen, Vorstellungen, Überlegungen, Betrachtungen, Schlußfolgerungen usw. festzustellen, aus welchen sie entsprungen sind. Ja vielfach ist es auch möglich, eine Stimmung, die uns quält und verfolgt, durch das Aufsuchen ihrer Ursprungsvorstellung und die assoziative Weiterverarbeitung und Korrektur der letztern vollständig zu beseitigen. Damit stimmen auch völlig die klinischen Erfahrungen überein, aus denen hervorgeht, daß bei Erkrankungen, bei denen, wie bei der progressiven Paralyse der Irren, infolge der fortschreitenden Zerstörung der Hirnrinde das Vorstellungs- und Assoziationsleben allmählich bis zur vollständigen Verblödung verschwindet, auch das Affekts- und Gefühlsleben in dem gleichen Maße bis zur völligen Apathie fortfällt. Aus diesen klinischen Erfahrungen im Verein mit der sich nach dem Tode anschließenden Gehirnsektion ergibt sich unzweifelhaft, daß auch die Affekte, Gefühle und Stimmungen durch Erregungsvorgänge in den Elementen der Großhirnrinde bedingt sind. Indessen, was uns noch gänzlich fehlt, das ist die sichere Kenntnis derjenigen Elemente der Großhirnrinde, von deren Erregung die Gefühle abhängig sind. Sind es dieselben Neurone, die an der Ursprungsempfindung, -überlegung usw. des betreffenden Gefühls beteiligt sind, welche auch das damit verbundene Gefühl bedingen, oder sind die Bedingungen für die Gefühle in andern Neuronen gelegen, die nur sekundär und assoziativ von jenen aus mit erregt werden? Diese Frage ist heute noch nicht mit einiger Sicherheit zu entscheiden. Einer unserer hervorragendsten Psychiater, Ziehen, erklärt sich für die erstere Möglichkeit und sieht in dem positiven oder negativen Gefühlston, der eine Empfindung oder Vorstellung begleiten kann, lediglich einen Koeffizienten der letztern, welcher von der „Entladungsbereitschaft" der an der Entstehung der betreffenden Empfindung oder Vorstellung beteiligten Neuronstationen abhängig ist. Eine große Entladungsbereitschaft mit schneller Entladung scheint ihm einen positiven Gefühlston (Lustgefühl), eine geringe Entladungsbereitschaft mit träger Entladung einen negativen Gefühlston (Unlustgefühl) zu bedingen. Demgegenüber ist aber doch auch die zweite angedeutete Möglichkeit zu erwägen, daß die Gefühlstöne auf assoziativem Wege erst in anderen Neuronen von ihren Ursprungsempfindungen oder -vorstellungen her ausgelöst werden. Dafür fällt die Tatsache sehr schwer in die Wagschale, „daß die Ursprungsempfindung oder -vorstellung bereits aus dem Bewußtseinsfelde völlig verschwunden sein kann, während die betreffende Stimmung, mag sie einen positiven oder negativen Gefühlston haben, noch lange fortbesteht."

Noch ein Wort über die oben schon kurz berührten Hemmungsvorgänge. Da unser bewußtes Denken ein ordnungsmäßiges Aneinanderreihen von Vorstellungen darstellt und die Vorstellung, welche wir gerade haben, sofort verschwindet, sobald eine neue auftaucht, so kann man schon daraus, wie auch aus unserer ganzen Erfahrung heraus, den bündigen Schluß ziehen, daß die nicht miteinander assoziierten Vorstellungen einander hemmen. Niemals sind im Bewußtseinsfelde zwei Vorstellungen gleichzeitig vorhanden. Und wenn z. B. von Napoleon und anderen Größen behauptet wird, sie hätten gleichzeitig lesen und diktieren können, so handelt es sich hier nur um alternierendes Lesen und Diktieren; eine Vorstellung erlischt, sobald eine neue angereiht wird, der unterbrochene Zusammenhang in den Vorstellungsreihen wird dann beim Zurückkehren zur einen oder zur andern — was sehr schnell erfolgen kann — nur immer wieder neu hergestellt.

Die Hemmung einer Vorstellung durch die nächstfolgende ist für unser ganzes logisches Denken eine überaus wichtige Tatsache, denn wenn es möglich wäre, daß wir zugleich mehrere verschiedene Vorstellungen bewußt haben könnten, oder daß alle fortwährend auf uns eindringenden Sinnesreize in unsern Assoziationszentren dauernd zugleich bewußte Empfindungen erzeugten, so könnte sich jeder ein Bild von der ungeheueren Verwirrung machen, welche dann entstünde und ganz gewiß das Gegenteil eines geordneten Denkprozesses darstellte.

Es bestehen deshalb auch beim sogenannten Überlegen oder Nachdenken über eine schwierige Aufgabe niemals mehrere Vorstellungen zugleich, sondern diese reihen sich gleichsam sprungartig aneinander, sich gegenseitig auslöschend, doch auch hartnäckig immer wieder zu vorher schon berührten Gliedern der Vorstellungsreihe zurückkehrend.

Diese Hemmungsprozesse kann man wohl als eine Art Interferenzerscheinung auffassen. Man weiß nämlich, daß die dissimilatorischen Erregungsimpulse, die von einer Ganglienzellengruppe zur andern gehen, nicht in einer einzigen Entladung, sondern in einer großen Anzahl einander schnell folgender Einzelstöße bestehen, zwischen denen kurze Refraktärintervalle liegen. Treffen nun zwei dissimilatorische Erregungen von verschiedenen Seiten in einer Ganglienzelle zusammen, so heben sie sich in ihrer Wirkung gegenseitig auf, indem die Stöße der einen Entladung in die Refraktärstadien der andern fallen.

So müssen wir uns nach den neuesten Forschungen, die Fröhlich, Vészi u. a. an verschiedenen Nervenzentren des Rückenmarks ausgeführt haben, auch die physiologischen Grundlagen der Hemmungsprozesse in den Ganglienzellen der Großhirnrinde denken.

Als erläuterndes Beispiel für solche Hemmungsvorgänge sei ein „fesselnder" Vortrag genannt. In ihm kommen alle Vorstellungen, die sonst während der gleichen Zeit durch Sinnesempfindungen hervorgerufen würden, nicht zur Entwicklung oder werden sofort gehemmt durch die Vorstellungen, welche das Vortragsthema hervorruft. Das „Fesselnde" des Vortrags besteht eben in der Hemmung aller mit der betreffenden Vorstellungsreihe nicht assoziierten Vorstellungen.

Oder: Ein Mensch mit abstoßendem Äußern, das sonst Abscheu einflößen würde, kann durch eine hervorragende Leistung, Unterhaltungsgabe, liebenswürdiges Benehmen und ähnliches diese Ekelvorstellung zum Verschwinden bringen, d. h. die Vorstellung besonderer Wertigkeit des betreffenden Menschen hemmt die Vorstellung, die sein häßliches Äußere erzeugte, auch wenn man das Gesicht jenes Menschen noch weiter vor sich hat.

Oder: Ich habe mir eine bedeutende Schnittwunde am Finger zugezogen und sehe im gleichen Moment ein Fuhrwerk in rasendem Tempo auf ein inmitten der Straße spielendes Kind zujagen. Die Vorstellung des Schmerzes und der Bedenklichkeit der Verletzung ist sofort erloschen und durch die Vorstellung der das Kind bedrohenden Gefahr ersetzt, gehemmt.

Man ersieht aus diesen paar Alltagsbeispielen, die natürlich ins Unendliche vermehrt werden könnten, welch verbreitete Rolle die psychischen Hemmungsprozesse im Menschenleben spielen.

Eine besondere Art Hemmung, welche die Gesamtheit der Bewußtseinsvorgänge in regelmäßigen Zwischenräumen mehr weniger vollständig unterbricht, ist für unsere Existenz so ungemein bedeutungsvoll, daß wir uns mit dieser Erscheinung etwas eingehender befassen müssen; ich meine den Schlaf.

Dieser ist charakterisiert durch das Schwinden des Bewußtseins und das Unterbleiben aller willkürlichen Muskelbewegungen, sofern der Schlaf die entsprechende Tiefe erreicht hat.

Über die Natur des Schlafes hatten die Alten die naive Auffassung, daß der Schlaf dadurch zustande komme, daß die „Seele" zeitweise den Körper verlasse.

Nicht viel höher steht die „moderne" Theorie, der Schlaf sei eine Folge der Bromwirkung von der Hypophyse aus (!).

Wiederum ein anderer, mehr anatomischer Standpunkt sucht die Ursache des Schlafes in einer Kontaktunterbrechung zwischen den nur durch Endberührung miteinander zusammenhängenden Fortsätzen der Neuronen der einzelnen Assoziationszentren infolge der tagsüber andauernden Sinnesreize. Das Bewußtsein erlischt dadurch, daß die Aneinanderreihung von Vorstellungen aufhört; und das muß der Fall sein, da ja infolge der Zurückziehung der einzelnen Nervenfortsätze keine Verbindung zwischen den verschiedenen Ganglienzellengruppen mehr besteht. Jedoch, wie könnte dann, wenn eine Verbindungsunterbrechung und damit Schlaf durch die Wirkung der Sinnesreize verursacht würde, ein Mensch aus dem Schlafe erweckt werden? Er müßte ja durch Anrufen und Lärm und Schmerzreize nur immer noch tiefer einschlafen!

Eins ist bei dieser Theorie richtig, nämlich daß die Sinnesorgane für das Zustandekommen des Schlafes eine wichtige Rolle spielen. Denn der Wachzustand zeichnet sich dadurch aus, daß fortwährend durch die Sinnesorgane eine gewaltige Summe von Reizen auf uns einwirkt. Infolge der Wirkung dieser Reize in den Sinnessphären schießen den ganzen Tag während des Wachseins unaufhörlich dissimilierende Erregungen zwischen den Ganglienzellengruppen der benachbarten Assoziationsgebiete hin und her wie Raketen bei einem Feuerwerk. Bei diesen Erregungen wird lebendige Zellsubstanz (Nißl-Schollen) verbraucht, d. h. dissimiliert und Stoffwechselprodukte wie Milchsäure u. a. werden angehäuft. Schließlich ist es, wie wir oben bei der Selbststeuerung des Stoffwechsels gesehen haben, nicht mehr möglich, Verbrauch und Ersatz im gleichen Tempo zu halten, so daß Erschöpfung und Ermüdung eintreten muß. Es macht sich nun das Refraktärstadium, d. h. die Verminderung der Erregbarkeit in den Ganglienzellen bemerkbar.

Durch gegenteilige Willensimpulse oder durch kräftige äußere Reize können wir nun zwar das völlige Erlöschen der Bewußtseinsvorgänge, d. h. Einschlafen bis zu gewissem Grade verhindern. Geben wir jedoch dem Ermüdungsgefühl nach und stellen nach unserer Erfahrung für das Einschlafen günstige Bedingungen her, mit anderen Worten, begeben wir uns in unser ruhig gelegenes Schlafzimmer, welches nicht zu kalt und nicht zu heiß ist, legen uns in das weiche federnde Bett, löschen das Licht aus und machen außerdem die Augen zu, verbannen wir dazu starke Parfüms und schweren Duft entwickelnde Blumen aus dem Schlafzimmer, so bedeutet das in der gleichen Reihenfolge: Ausschaltung der Hörreize, Kälte-, Wärme- und Druckgefühlreize, Lichtreize und Geruchsreize.

Durch diese so erheblich veränderten Außenumstände wird das Ausbleiben aller dissimilativen Sinnesreize bedingt, und dadurch wieder entsteht in den Ganglienzellen, wie wir wissen, Stoffwechselgleichgewicht; die Erregung hört auf, weil sie eben nicht mehr immer wieder durch neue Reize hervorgerufen wird. Da die Bewußtseinsvorgänge nun in nichts anderm als in diesen Erregungen ihre Ursache haben, so müssen sie zugleich mit diesen verschwinden, d. h. der Schlaf muß eintreten.

Während des Schlafes spielt sich nun in den Ganglienzellen ein lebenswichtiger Vorgang ab: Die Arbeitslähmung (s. oben) wird allmählich dadurch beseitigt, daß Sauerstoff und andere Aufbauprodukte während des Schlafes assimiliert und Abbauprodukte entfernt werden. Dadurch nimmt der refraktäre Zustand und mit ihm die Verminderung der Erregbarkeit der Ganglienzellen immer mehr ab oder, was dasselbe heißt, ihre Erregbarkeit nimmt wieder zu, so daß schließlich, meist gegen Morgen, der leiseste innere oder äußere Reiz genügt, den Wachzustand wieder herzustellen. Das Wichtige und Wertvolle am Schlaf ist also der Umstand, daß in ihm die Erholung der Ganglienzellen stattfindet und diese dadurch die notwendige Erregbarkeit wiedererlangen und somit zu neuer Arbeit tauglich werden.

Der durch Narkotika (Alkohol, Morphium usw.) herbeigeführte Zustand von Bewußtlosigkeit hingegen ist kein Schlaf im obigen Sinne, denn man hat nachgewiesen, daß diese Mittel die Restitution der erschöpften und ermüdeten Ganglienzellen durch Unterdrückung der notwendigen Oxydationsprozesse verhindern. Infolge dieses Umstandes kommen bei chronischem Gebrauch dieser Mittel die den Psychiatern genugsam bekannten schweren Schädigungen der Großhirnrindenzellen bei Alkoholikern, Morphinisten usw. zustande.

Eine Erscheinung, welche außerordentlich häufig am schlafenden Menschen beobachtet wird, der Traum, ist schon von jeher Gegenstand des Nachdenkens gewesen. Bereits im Altertum fand die dualistische Anschauung, wie wir oben sahen, im Traum eine Stütze, indem sie ihn als zeitweise Trennung von Leib und Seele ansah.

Wenn man nun im gewöhnlichen Leben Schlaf und Traum als einander verwandte Vorgänge betrachtet, so sind sie doch nichts weniger als das. Vielmehr muß man beide als Gegensätze bezeichnen, den Traum als einen teilweisen, oft ziemlich weitgehenden Wachzustand des Gehirns, den Schlaf nach allem, was wir von ihm wissen, als ausgeprägten Ruhezustand. Im Schlafe fehlen die Erregungen, die tagsüber durch die zahllosen Sinnesreize ausgelöst werden, der Traum wird durch Reize äußern oder innern Ursprungs verursacht. Im Schlafe finden, wie wir wissen, Assimilations-, Aufbauprozesse statt, im Traum, den Erregungen entsprechend, Dissimilations-, Zersetzungsvorgänge. Wir sehen also, daß Schlaf und Traum etwas recht Verschiedenes bedeuten.

Es ist auch durch zahlreiche Versuche einwandfrei festgestellt, daß Träume sich, wie oben behauptet, durchweg im Anschluß an innere oder äußere Reize einstellen. Erstere sind körperliche Störungen irgendwelcher Art, wie Katarrhe, Neuralgien u. ähnliches oder auch nur leichtere Indigestionen, abnorme Füllung des Magens, des Darms, der Blase usw. Von außen kommende Reize bilden z. B. Druck auf einen Körperteil, einen Nervenstamm, Behinderung der freien Atmung (Alpdrücken), irgendwelche Hörreize, Geruchs- oder Geschmacksreize. Die Folge dieser Reize ist dann die Erregung einzelner, trotz des allgemeinen Schlafzustandes des Gehirns noch erregbarer Rindenpartien. Der Grad der Reizbarkeit der Ganglienzellen ist allerdings während des Schlafes geringer als im Wachzustand, doch ist die Erregbarkeit der einzelnen Gebiete nicht gleich. Besonders sind, wie wir oben sehen, die Gehirnteile, in denen sich die sogenannten Willensimpulse entwickeln, ausgeschaltet, daher auch das Fehlen gewollter aktiver Bewegungen. Durch das Schlafen des Willens aber fehlt gleichsam auch der Leiter der Wahrnehmungen und der Träger der Aufmerksamkeit, wodurch die kritiklose Akzeptierung der oft gänzlich sinnlosen Traumwahrnehmungen und -assoziationen zustandekommt.

Nach alledem kann es nicht überraschen, wenn im Traum der Vorstellungsablauf häufig einen phantastischen, ja bisweilen völlig ungeordneten und verworrenen Charakter annimmt und z. B. die Entfernungen, Geschwindigkeiten, Zeiträume Gewichte, Maße und Größenverhältnisse oft ins ungeheuerliche verzerrt werden. Es fehlen eben, nach dem Ausdrucke Ziehens (Leitfaden der Psychologie, G. Fischer, Jena, 1906), die zahlreichen Nebenvorstellungen, welche im Wachen mitbestimmend und daher kontrollierend und korrigierend einwirken.

Trotzdem sind die Träume als echte Bewußtseinsvorgänge aufzufassen und — von dem eben erwähnten Mangel an Kontrolle durch unsere wachende Kritik abgesehen — nach den gleichen Gesichtspunkten wie jene zu bewerten. Das psychische Leben des Traumes und des Wachseins sind verschieden, aber psychisch verschiedenwertig sind beide nicht.

In einem Punkte tritt wohl die Verschiedenheit des Traum- und Wachlebens besonders deutlich hervor, das ist die Täuschung über die Wirklichkeit der Traumerlebnisse, denen ja keine wirklichen Handlungen und Vorgänge direkt zugrunde liegen. Eben deshalb sind die Träume, da die in ihnen auftauchenden Wahrnehmungen zwar oft in ihrem Anfang von außen angeregt, sonst aber zentral bedingt sind, als echte Halluzinationen oder Illusionen aufzufassen. Wir nähern uns damit der Anschauung Ziehens, welcher sich (loc. cit.) dahin ausspricht, daß es sich bei den Träumen um eigentliche Schlafhalluzinationen handelt, die zu längern sukzessiven Reihen zusammentreten, aber mitunter sogar lockerer verknüpft sind, als die Wachhalluzinationen Geisteskranker. In sehr vielen Fällen läßt sich, wie wir auch oben schon andeuteten, nachweisen, daß für die Traumphantasmen ein peripherer Reiz nicht völlig gefehlt hat, so daß dann zunächst eine Illusion und keine Halluzination vorliegt.

Eine Eigenschaft des Traumes bedarf noch besonderer Erwähnung, weil sie zu gewissen Zuständen und Krankheitsbildern hinüberleitet, mit denen wir uns später noch beschäftigen müssen; das ist sein meist außerordentlich schnelles Vergessenwerden oder, fachlich ausgedrückt, die Amnesie für Traumerlebnisse.

Wenn wir auch im Wachzustande meist nicht eine längere Empfindungs- oder Vorstellungsreihe lückenlos zu reproduzieren vermögen, so können wir uns doch an der Hand der die einzelnen Vorstellungen begleitenden Assoziationen sozusagen an der Erinnerungsleiter wieder hinabtasten und auf diese Weise selbst längere Reihen leidlich vollkommen wiedergeben. Die Traumempfindungen und -vorstellungen dagegen sind so zusammenhanglos und durch den Mangel an Begleitassoziationen so ohne Beziehung untereinander, daß beim Erwachen, wenn durch die plötzlich auf uns einströmenden massenhaften Sinnesreize wieder in gewohnter Weise korrigierte und aneinandergeknüpfte Vorstellungen erweckt werden, die Verbindung mit den unter sich schon lockern Traumvorstellungen nicht mehr gefunden werden kann. Das ist eine mehr weniger vollständige Amnesie, wie sie eben durch die während der Träume obwaltende Verschiedenheit in der Erregbarkeit der einzelnen Rindengebiete und den dadurch erzeugten Mangel an Zusammenhang der einzelnen Bewußtseinsvorgänge bedingt ist.

Diese Amnesie findet sich in ganz gleicher Art in gewissen Krankheitsphasen mancher Epileptiker, Hysteriker und Alkoholkranker, nämlich den (von manchen Autoren auch „Somnambulie“ genannten) Dämmerzuständen, in welchen die Kranken oft recht komplizierte Handlungen, Reisen, ja Verbrechen ausführen, ohne später die geringste Erinnerung daran zu besitzen. Diese Dämmerzustände sind, ebenso wie die Träume, eben als nur partielle Wachzustände anzusehen, deshalb, wie aus obigem ersichtlich, die Amnesie. Ziehen erklärt sie mit der „Verschiebung der kortikalen Erregbarkeitszustände“, was sich mit unserer Erklärung so ziemlich decken dürfte.

Nach diesen Betrachtungen muß der Traum, wie auch der Dämmerzustand als ein partieller Wachzustand oder, wie man auch sagen kann, ein eingeengter Bewußtseinszustand betrachtet werden, eingeengt insofern, als eben einzelne Gebiete der Großhirnrinde während der Traum- oder Dämmerzustände beim psychischen Geschehen, bei den Bewußtseinsvorgängen nicht mitwirken.

Vom ganz gleichen Standpunkte aus kann man einen anderen Zustand betrachten, welcher für uns von ganz besonderm Interesse ist, ein eigenartiger Bewußtseinszustand, welcher bei den meisten (nicht geisteskranken) Menschen durch einen andern künstlich hervorgerufen werden kann und die nicht gerade sehr glückliche Bezeichnung Hypnose trägt. Aus Zweckmäßigkeitsgründen will ich ihre eingehendere Besprechung auf einen spätern Abschnitt verschieben und die in diesem Kapitel angestellten psychologischen Betrachtungen nunmehr beschließen.

Ehe ich jedoch zu der im folgenden Abschnitt zu besprechenden Psychopathologie übergehe, glaube ich im Sinne der Leser zu handeln, wenn ich das bis jetzt erworbene und später benötigte „psychologische Material“ noch einmal in kurzer Übersicht zusammenstelle, indem ich die wichtigsten Fachausdrücke mit möglichst prägnanter Erklärung aneinanderreihe, auch solche, die sich aus dem Zusammenhange des bisher dargebotenen ergeben, ohne ausdrücklich und namentlich im Texte genannt zu sein (zum Teil nach F. Giese: Psycholog. Wörterbuch, B. G. Teubner, Leipzig-Berlin 1921):

Seele = Psyche ist (nach Verworn) ein Komplex von Bedingungen resp. Beziehungen, wie alle Dinge der Welt, welche, wenn sie nicht zu irgend etwas in Beziehung stehen, nicht denkbar sind.

Damit ist die „Seele" die Gesamtheit dieser Beziehungen, welche in Empfindungen, Wahrnehmungen usw. bestehen. Alle diese Beziehungen bilden zusammen das Bewußtsein, d. h. die allgemeine Verbindung der psychischen Erlebnisse. Man kann somit auch Seele gleich Bewußtsein setzen, wie z. B. Rehmke es tut. Seelische Vorgänge sind daher das gleiche wie Bewußtseinsvorgänge. Solche Bewußtseinsvorgänge sind: Empfindungen, Vorstellungen, Gedankenbildung (logisches Denken, Assoziation), Gedächtnisfunktion, Willensakte, Auftreten von Affekten, Gefühlen, Stimmungen.

Empfindung ist das gegenständliche oder anschauliche Moment des Wahrnehmungsinhalts, veranlaßt durch Nervenreize bzw. durch dissimilatorische Erregung von Ganglienzellengruppen in den Sinneszentren.

Wahrnehmung: Äußere Wahrnehmung = bewußtes Erfassen und Beurteilen einer Empfindung oder kurz, Inhalt und Gegenstand der Empfindung. Als innere Wahrnehmung bezeichnet man das Erfassen seelischer Erlebnisse als solche.

Vorstellungen sind Erinnerungsbilder früherer Wahrnehmungen, welche jedoch im Gegensatz zu den Empfindungen, bzw. Wahrnehmungen, zu ihrer Reproduktion keiner Sinnesreize bedürfen (Erinnerungsvorstellungen). Bei den sogenannten Phantasievorstellungen finden Umbildungen früherer Wahrnehmungen statt, indem die anschaulichen Elemente (Empfindungen) derselben anders zusammengesetzt werden.

Komplex ist eine Gruppe in sich zusammenhängender, mit Gefühlen (s. unten) meist peinlicher Art verbundener Vorstellungen, welche oft unbewußt bleiben.

Erinnerung ist die Fähigkeit, frühere Erlebnisse willkürlich und unmittelbar wieder ins Bewußtsein zurückzurufen, zu reproduzieren und wiederzuerkennen, während

Gedächtnis die Fähigkeit bedeutet, Bewußtseinsinhalt für späteren Bedarf über Zeitspannen bereit zu halten. Man unterscheidet unmittelbares, vorübergehendes, dauerndes Behalten, ferner Sinnes-, Raum-, Zeit-, Gegenstands- und Vorgangsgedächtnis.

Merkfähigkeit ist unmittelbares Behalten neuer Eindrücke.

Begriff ist die Zusammenfassung aller wesentlichen Merkmale einer Mannigfaltigkeit zu einer Denkeinheit. Die Begriffsbildung beruht daher auf einer Feststellung und Synthese der Merkmale.

Aufmerksamkeit ist ein Willensvorgang (s. unten), welcher es uns ermöglicht, einen bestimmten Eindruck aus einer Menge auf uns eindringender herauszuheben und zu beachten. Bedingungen für das Zustandekommen der Aufmerksamkeit sind u. a. Erwartung des Reizes, Einstellung, körperliches Wohlbefinden, geistige Frische, sodann gewisse Stärke des Reizes, Abgrenzung gegen andere Reize, Nähe zum Beobachter.

Apperzeption (Wundt) ist der Blickpunkt des Bewußtseins, d. h. derjenige Teil, der im Augenblick unsere Aufmerksamkeit anzieht; die gewollte und erstrebte klare Auffassung eines Inhalts, also auch gleichzusetzen mit Auffassung.

Assoziation ist das die Einzelvorstellungen und den Bewußtseinsinhalt verknüpfende und die jedem Einzelinhalt eigentümliche Fähigkeit, andere Inhalte hervorzulocken und dadurch Vorstellungsreihen zu bilden.

Man unterscheidet: Wortassoziationen = Verbindung durch Wortklang; äußerliche Berührungsassoziationen, Beziehungsassoziationen u. a.

Assoziationsversuche bestehen in der Prüfung der sukzessiven Verbindung von Vorstellungen: Man ruft der Versuchsperson sogenannte „Reizworte" zu oder exponiert dieselben kurz sichtbar. Auf sie muß der Untersuchte blitzschnell das erste Wort („Reaktionswort") mitteilen, welches ihm einfällt. Innerer Zusammenhang besonderer Art zwischen Reiz- und Reaktionswort, sowie Verlängerung der Reaktionszeit deutet bei Nervösen auf das Vorhandensein peinlicher Bewußtseinsinhalte, sogenannte „Komplexe" (Bleuler-Jung).

Eine Modifikation dieses Versuches bildet das „psychogalvanische Reflexphänomen" (Veraguth): Man schaltet die Person in einen mit Galvanometer versehenen Stromkreis. Bei Darbietung von Reizworten, deren Inhalt für die Versuchsperson affektive Bedeutung hat, treten Schwankungen der Galvanometernadel auf.

Assoziationszeit ist die Dauer zwischen Reizwortdarbietung und Antwort der Versuchsperson (oft von Interesse für die Ermittelung peinlicher Bewußtseinsinhalte!).

Logisches Denken besteht danach in assoziativer Tätigkeit, d. h. im gesetzmäßigen Aneinanderreihen von Einzelvorstellungen zu sinnvollen Vorstellungsreihen.

Urteil ist die begriffliche Festlegung eines Gedankens oder einer Vorstellung derart, daß ein Begriff mit einem andern in Beziehung gesetzt wird. Dies „in Beziehung setzen" kann z. B. bestehen im Unterscheiden, Vereinigen, Unterordnen, Beilegen, Gleichsetzen. — Schluß nennt man die Ableitung eines Urteils aus einem andern oder aus mehreren anderen.

Erkenntnis ist ein objektives, allgemeingültiges Urteil oder die Bestimmung der Gegenstände des wissenschaftlichen Denkens durch allgemeingültige Urteile oder auch das Ergebnis denkender Verarbeitung eines Gegebenen.

Erfahrung kann man (mit Kant) der Erkenntnis gleichsetzen oder als Summe von Erkenntnissen auffassen.

Vernunft gilt nach Kant als die höhere geistige Fähigkeit, als das „Vermögen der Ideen".

Verstand gilt als die Fähigkeit des logischen Denkens, als das „Vermögen der Begriffe" (Kant). „Verstand" wird auch häufig als volkstümliche Bezeichnung für höhere, sich auf intellektuelle Funktionen beziehende Geistestätigkeit gebraucht.

Phantasie ist eine Vorstellung, welche als neu, fremd in unser Bewußtsein tritt und sich mit dem vorhandenen Bewußtseinsinhalt verbindet. Sie zeigt weder Erinnerung noch Wiedererkennen, sondern stellt lediglich neue, spielerisch verknüpfte Gedankenverbindungen dar, die meist lustbetont sind. Phantasie kann absichtslos schweifend (passiv) oder planvoll zielbewußt (aktiv) sein.

Intelligenz ist nach Ebbinghaus gleich Kombinationsvermögen, nach Wundt: Kombination von Phantasie und Verstand, nach Stern:

Fähigkeit, Denken auf neue Forderungen einzustellen, geistige Anpassung an neue Lebensaufgaben, nach Krüger Spearman: gesteigerte plastische Funktion des Bewußtseins; allgemein oft: Bestand an Kenntnissen und Fähigkeiten, geistiges Inventar.

Wille nennt man die Fähigkeit, Handlungen ausführen zu können, die bestimmte Erwartungen (Zwecke) erfüllen. Bei jedem Willensakt sind Vorstellungen und Gefühle tätig. Die das Ziel, den Zweck der Handlungen zum Inhalt habenden Vorstellungen heißen Beweggründe oder Willensmotive, die diese Vorstellungen begleitenden Gefühle heißen Triebfedern. Eine Willenshandlung ist nach Wundt eine durch einen Affekt vorbereitete und ihn plötzlich beendende Veränderung der Vorstellungs- und Gefühlslage. Der Affekt selbst zusammen mit dieser aus ihm hervorgehenden Willenshandlung ist ein Willensvorgang.

Trieb ist der Drang nach Beseitigung eines Unlustzustandes. Triebe lassen sich einteilen in Selbsterhaltungstriebe und Gattungstriebe; sie sind angeboren.

Gefühl nennen wir das an einem Bewußtseinsinhalte, was wir als besondern, eigenen Zustand erleben; es ist die Reaktion des Bewußtseins auf das Erlebnis. An jedem Gefühl unterscheidet man Qualität und Intensität. Gefühlston ist das mit einer Empfindung verbundene Gefühl. Gefühlslage ist die Gesamtstimmung einer Person bei einem Bewußtseinsinhalt. Die sogenannte dreidimensionale Gefühlstheorie Wundts besagt, daß alle Gefühle drei Gegensatzpaare aufweisen: Lust-Unlust oder Spannung-Lösung oder Erregung-Beruhigung.

Affekte sind Formen des Gefühlsverlaufs mit gleichzeitiger Veränderung von Ablauf und Verbindungen der Vorstellungen. Die äußern Begleiterscheinungen bestehen in starken Ausdrucksbewegungen. Affekte sind oft mit Organempfindungen verknüpft und zeigen meist eine instinktiv gehaltene und deshalb vom Willen und logischen Denken unabhängige Zielstrebigkeit. Beispiele: Hoffnung, Sorge, Schreck, Begeisterung, Freude, Leid, Haß, Zorn u. a. Es gibt also exzitierende und deprimierende Affekte.

Gemütsbewegung ist danach ein Sammelbegriff für alle subjektiven Regungen wie Affekte, Gefühle usw. im Gegensatz zur Intelligenz, zum Vorstellen, Denken u. a.

Charakter ist die besondere, eigentümliche Natur eines Dinges oder eines Wesens, der bleibende, feste Grundzug des Denkens und Handelns, die gleichbleibende Willensrichtung. Zum Charakter rechnet man auch die ethischen Werte, wie Bescheidenheit, Mut, Nächstenliebe, Arbeitsfreude, Pflichtbewußtsein u. a.

Temperament ist die bei einer Person vorherrschende Form der Bewußtseinslage, besonders der Gefühlslage.

Das seien die allernotwendigsten Begriffe aus der psychologischen Nomenklatur mit möglichst knapp gehaltenen Erläuterungen.

III. Bemerkungen psychiatrischen und neurologischen Inhalts.

Dieses Kapitel soll uns nach Möglichkeit davor bewahren, folgenschwere Fehldiagnosen zu stellen, in ungeeigneten Fällen uns mit psychotherapeutischen Methoden abzumühen und andrerseits solche mit Aussicht auf Heilung als hoffnungslos anzusehen.

Der für die gesamte Medizin gängige Satz: „Ohne Diagnose keine Therapie" gilt in ganz besonderem Maße für die seelische Behandlung. Man muß deshalb vor allem die Diagnose sichern, und das geht nicht ohne genaue *Untersuchung*. Niemals stelle man die berüchtigte „Anhiebsdiagnose", sondern sage einem Kranken, der auf die seelische Behandlung seine Hoffnung setzt, zunächst ganz offen: „Ob sich Ihre Erkrankung für diese Methode, die oft recht wirksam ist, eignet, muß erst die Untersuchung ergeben, die ich mit aller Sorgfalt vornehmen werde". Führt man sie dann auch so aus und zeitigt sie objektiv ein für unsere Behandlungsart günstiges Resultat, so gerät der Kranke schon durch die Sorgfalt der Untersuchung unter einen Eindruck, welcher ihn, bevor die eigentliche Therapie beginnt, bereits bis zu gewissem Grade in den Bann des ihn so ernst nehmenden Arztes zwingt. Man möge diesen Faktor niemals unterschätzen!

Die *Vorgeschichte* nehme man am besten von Angehörigen oder zuverlässigen Verwandten des Patienten auf und beachte ungefähr folgende Punkte:

Erblichkeit: Geisteskrankheiten, Nervenkrankheiten, Trunksucht, Selbstmord, Verbrechen, besondere Charaktere, Blutsverwandtschaft in der engern Familie.

Jugend: Geburt (Zange usw.), Meningitis, zentrale Kinderlähmung, spätes Gehen- und Sprechenlernen, Krämpfe (Eklampsia infant., Epilepsie), Chorea minor, Hydrocephalus, Enuresis nocturna, Traumen, Typhus! Fortschritte in der Schule (Zeugnisse), Disziplin, Hang zum Streunen, Tierquälerei!

Späteres Leben: Berufswahl, häufiger Stellenwechsel, Pubertät. Allgemeines Verhalten: Ob Eigenbrödler, launenhaft, eigensinnig, reizbar, Freundschaften.

Wechsel des Berufs, Art der errungenen Lebensstellung, Konflikte mit Vorgesetzten, mit den Gesetzen (Vorstrafen), Alkoholmißbrauch, Geschlechtskrankheiten, besonders Syphilis, bei Frauen: Aborte, Zahl und Gesundheitszustand der Kinder. Psychische Störungen bei früheren Wochenbetten. Rückbildungsalter, Greisenalter, (Arteriosklerose).

Gegenwärtige Erkrankung: Zeitpunkt des Beginns; erste Veränderung gegen früher. Unfall, Kopfverletzung, chronischer und akuter Alkoholmißbrauch, Mißbrauch von Morphium und Kokain. Akute fieberhafte Krankheiten (Grippe), Unterernährung, Sorgen, Angst, Schrecken und andere Gemütserschütterungen.

Änderungen im Charakter: Reizbarkeit, Verlust des Gefühls für Anstand und Sitte (unordentliche Kleidung), rohes Benehmen, ausgeprägter Egoismus, prahlerisches Wesen. Willensschwäche, Arbeitsunlust, Gemütsstumpfheit.

Veränderungen in den intellektuellen Fähigkeiten: Vergeßlichkeit, Gedächtnisschwäche, Unfähigkeit zu logischem Denken, zu Rechnungen (Beruf und Bildungsstufe berücksichtigen!).

Stimmungsänderungen: Heiterkeit, Traurigkeit, stumpfe Euphorie (Paralyse!), ängstliches Wesen, Selbstmordgedanken. Nahrungsaufnahme, Verdauung, Schlaf (Träume!), Kopfweh, Neigung zu Ohnmachten, zu Krämpfen, Absenzen. Schlaganfall, Sprachstörungen, Gehstörungen, Lähmungen.

Wahnideen, Zwangsvorstellungen, Sinnestäuschungen, Zustände von geistiger Verwirrtheit, Manieren, Erregungszustände (aggressives Verhalten).

Wurde Patient schon ärztlich behandelt? Auf welche Weise (Schlafmittel!)?

Das seien ungefähre Anhaltspunkte, durch welche indessen individuelles Vorgehen nicht beeinträchtigt werden soll. Man merkt ja oft schon sehr bald, in welcher Richtung sich die weitere Fragestellung zu bewegen hat und welche Fragen man im gerade vorliegenden Falle geringer bewerten darf. Vor allem hüte man sich, den Wert einer Vorgeschichte — so wichtige Hinweise sie einem auch oft zu geben vermag! — einseitig und allzusehr zu überschätzen. Man lasse sich nicht durch etwaige anamnestische Daten in seiner Objektivität bei der Untersuchung beirren, denn ein „erblich belasteter und von jeher nervöser" Patient muß darum im vorliegenden Falle nicht neurasthenisch oder hysterisch sein, sondern kann recht wohl ein organisches Leiden haben! Das ist zwar eine Binsenweisheit, aber — homines sumus, darum Vorsicht!

Nach Erhebung der Vorgeschichte beginne man alsbald mit der körperlichen Untersuchung, um eine etwaige organische Grundlage des Leidens aufzudecken. Dazu lasse man den Kranken sich entkleiden; auch bei Frauen sieht man, wenn man den unbekleideten Körper vor sich hat, vieles, was einem bei sukzessiver, teilweiser Entkleidung entgehen würde. (Unterschiede zwischen der rechten und linken Körperhälfte, Kontrakturen geringeren Grades, Beckenschiefstellung u. a.). Babinski untersuchte grundsätzlich auch weibliche Patienten erst nach völliger Entfernung der Kleider. Doch mag mancher Kollege über diesen Punkt anderer Ansicht sein, man entscheide sich deshalb je nach den Umständen.

Um, bei noch nicht großer Übung, nicht einmal einen wichtigen Punkt der Körperuntersuchung zu übersehen, tut man gut, sich vorerst nach einem Schema, ungefähr wie das folgende zu richten.

Allgemeines: Körperbau, Größe, Ernährungszustand, Muskulatur, Haut, Gesichtsausdruck, Asymmetrien, Mißbildungen, Temperatur (selbst messen!).

Kopf: Größe, Form, Druck- und Klopfempfindlichkeit, Narben, Augenbewegungen, Pupillen (rund oder verzogen? Reaktion auf Licht und Nahesehen), Augenhintergrund, Korneal- und Konjunktivalreflexe, Fazialisinnervation, Zunge (Narben!), Rachenreflexe.

Rumpf: Druckpunkte, Bauchdecken-, Kremasterreflex, Blasen- und Mastdarmstörungen.

Arme: Lähmungen, Bizeps- und Radiusperiost-(Supinator-)reflex, Ataxie, Tremor, Athetose, Chorea.

Beine: Kniesehnen-(Patellar-)reflex, Achillessehnenreflex, Patellar- und Fußklonus, Babinski (s. Abb. 4), Ataxie, Romberg.

Sensibilität: Berührungsgefühl (An-, Hyp-, Hyperästhesie?), Schmerzsinn (An-, Hyp-, Hyperalgesie?), Temperatursinn, Lagegefühl.

Sprache: Stottern, bulbäre Sprache, Skandieren, artikulatorische Störungen (Silbenstolpern), Aphonie.

Innere Organe: Herz, Lungen, Bauchorgane, Puls, Urin.

Eventuell: Lumbalpunktion und elektrische Nerven- und Muskeluntersuchung.

Einzelheiten und Reihenfolge können natürlich in dieser oder jener Richtung modifiziert werden, je nachdem das allmählich sich heraushebende Krankheitsbild eine besondere Nachforschung nach bestimmter Seite als erwünscht erscheinen läßt.

Der körperlichen Exploration schließt sich am besten alsbald die

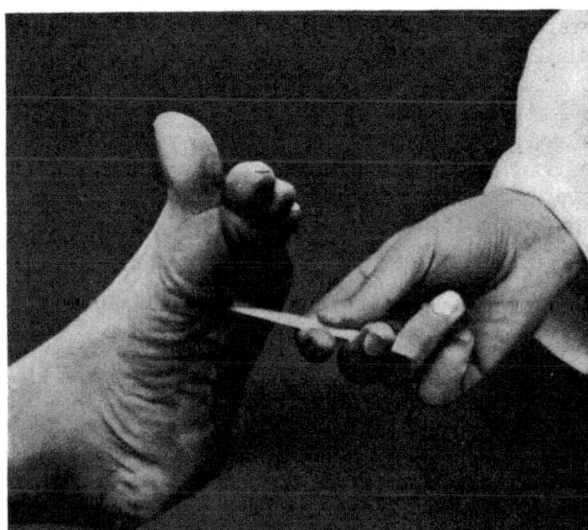

Abb. 4. Typischer Babinski-Zehenreflex (Dorsalflexion der großen Zehe, Plantarflexion der übrigen) bei progressiver Paralyse.

psychische an, wenn nicht überhaupt der Untersucher es vorzieht, sie zugleich mit der Körperuntersuchung vorzunehmen. Es sind dabei hauptsächlich folgende Faktoren zu beachten:

Stimmung: Ob traurig, heiter, ängstlich, gereizt, mißtrauisch, ratlos oder gleichgültig.

Willenstätigkeit: Hemmung, Sperrung, Negativismus, Mutazismus, (Mutismus), Manieren, Impulsivität, Rededrang, Bewegungsdrang. Grimassenschneiden, Wortneubildungen, gezierte Sprechweise, Stereotypien.

Orientierung und Auffassung: Ort, Zeit, Personen. Trübungen des Bewußtseins (Dämmerzustände, Delirien).

Gedankenablauf: Assoziative Tätigkeit. Denkhemmung, Ideenflucht, Halluzinationen, Wahnvorstellungen, Zwangsbildungen.

Gedächtnis und Merkfähigkeit: Gedächtnislücken aus früherer und letzter Zeit, Fähigkeit, neue Eindrücke zu behalten.

Intelligenz und Urteilsfähigkeit: Elementare und besondere Berufskenntnisse, Kombinationsvermögen, Rechnen.

Es ist möglich, daß ich mit diesen kurzen Hinweisen im ganzen vielen Lesern Bekanntes rekapituliere; auf der andern Seite ist es nicht ausgeschlossen, daß manchem diese Angaben etwas zu bündig erscheinen. Doch muß ich in diesem Fall besonders interessierte Leser auf die ausführlicheren Spezialwerke: Kraepelin: „Einführung in die psychiatrische Klinik", Raecke: „Psychiatrische Diagnostik", Curschmann: „Lehrbuch der Nervenkrankheiten" und Lewandowsky: „Praktische Neurologie für Ärzte" verweisen, auch mich im folgenden darauf beschränken, nur die wichtigsten neurologisch-psychiatrischen Phänomene und Symptome zusammenzufassen. Es wird immerhin dem fachlich nicht vorgebildeten und in seiner Zeit beschränkten Praktiker nicht unwillkommen sein, wenn ihm die notwendigsten Handhaben für seine Untersuchung in diesem Zusammenhang geboten werden und es ihm dadurch erspart ist, umfangreiche Spezialwerke kaufen und durcharbeiten zu müssen. Hegt er die Absicht weiterer spezieller Ausbildung, so ist das für ihn allerdings, neben anderm, eine nicht zu umgehende Notwendigkeit.

Für die Verfolgung unseres besonderen Zwecks kommt es in erster Linie darauf an, durch unsere Diagnosensicherung Psychosen und sogenannte organische Nervenerkrankungen von den Krankheitsgruppen abzugrenzen, welche man unter dem Sammelnamen „Psychoneurosen" zusammenzufassen pflegt. Diese vor allem kommen für unsere Therapie in Betracht, wenn auch eine große Anzahl organischer Nervenkrankheiten mit ihren Folgezuständen ebenfalls innerhalb des Wirkungsbereichs der psychischen Behandlungsweise liegen, wie wir später noch sehen werden. Jedenfalls — und das ist ein ungemein wichtiger Punkt und sei deshalb nochmals betont — muß man imstande sein, neben den peripheren organischen Nervenläsionen besonders die beginnenden schweren Krankheiten des Zentralnervensystems, wie Paralyse, multiple Sklerose, Hirntumor, Tabes, Hebephrenie, katatonische Erkrankungen u. a. zu erkennen. Man wird sonst viel Zeit und Mühe umsonst opfern, nicht selten dem Kranken schaden, die Umgebung des Patienten gefährden und den eigenen Ruf als Arzt aufs Spiel setzen! Diesen Gefahren können wir nur durch eine gründliche und sorgfältige Untersuchung des Kranken aus dem Wege gehen. Nach der andern Seite wolle beachtet werden, daß der Patient zugleich durch diese Gründlichkeit und Sorgfalt Vertrauen zum Arzt und damit zu dessen Therapie gewinnt, für die „therapeutische Einstellung" des Kranken ein ungemein wichtiger Faktor!

Bei der nun folgenden Zusammenstellung werde ich alle die Krankheitsphänomene und Reflexe beiseite lassen, deren Wert unsicher ist, oder welche für den Praktiker nicht von wesentlichem Interesse sind. Die Technik der Prüfung setze ich als zum allgemeinen medizinischen Rüstzeug gehörig als bekannt voraus.

Die Untersuchung der Pupillen erstrecke sich auf Form, Weite und Enge, Ungleichheit auf beiden Seiten, Reaktion auf Licht und Konvergenz. (Jedes Auge einzeln!) Reagieren die Pupillen auf Licht, dann ist auch die Konvergenzreaktion positiv, braucht also nicht mehr geprüft zu werden; ist Reaktion auf Licht negativ, dann muß R. C. untersucht werden. Ist letztere dann + ,so spricht man von reflektorischer Pupillenstarre = Argyll-Robertsons Phänomen (immer sicheres Zeichen einer organischen

Erkrankung, ebenso wie die Lichtstarre einer oder beider Pupillen!) Absolute Pupillenstarre liegt dann vor, wenn Reaktion weder auf Lichteinfall noch auf Konvergenz (Nahesehen) erfolgt, und ist ebenfalls ein „organisches" Zeichen.

Kniesehnenreflex (Patellarreflex), ist nur bei Ablenkung durch Jendrassikschen Kunstgriff auszulösen. „Verstärkung" und „Abschwächung" mit Vorsicht aufzunehmen, wenn erstere nicht in Patellarklonus (ständige klonische Zuckungen nach kräftigem ruckartigem Abwärtsschieben der Kniescheibe) übergeht. Dieser ist ein Zeichen von Schädigung der zerebrospinalen motorischen Leitungsbahnen (Pyramidenbahnen)! Fehlen und sehr deutliche Differenzen der Patellarsehnenreflexe deuten ebenfalls auf ein organisches Leiden. Der sogenannte gekreuzte Adduktorenreflex (Zuckungen der Oberschenkeladduktoren des andern Beins bei Prüfung des Patellarsehnenreflexes) ist wie der Patellarklonus im Sinne einer erheblichen Verstärkung des Patellarsehnenreflexes aufzufassen.

Achilles-Sehnenreflex: Fehlen und deutliche Differenz zwischen links und rechts ist pathologisch in organischem Sinne.

Fußklonus ist verstärkter Achilles-Sehnenreflex (im gleichen Sinne wie der Patellarklonus als verstärkter Patellar-Sehnenreflex), hat dieselbe ominöse Bedeutung wie der Patellarklonus (gewöhnlich 10—20 rhythmische Zuckungen!).

Pseudo-Fußklonus ist klonusähnliche aktive Plantarflexion oder auch Wadenzittern bei Hysterie und Neurasthenie (etwa 3—4 Zuckungen).

Babinski ist isolierte Dorsalflexion der großen Zehe bei Streichen der Fußsohle. Immer, außer bei ganz kleinen Kindern, bei Narkose und Koma und oft nach epileptischen und paralytischen Anfällen, ein Zeichen schwerer organischer Erkrankung der Pyramidenbahnen (s. Abb. 4).

Bauchdeckenreflex fehlt nicht selten bei Schlaffheit der Bauchdecken, Fettleibigkeit, Typhus und Bauchdeckentumoren. Fehlen sonst deutet auf Läsion der Pyramidenbahnen (Frühsymptom der multiplen Sklerose!).

Kremasterreflex fehlt ebenfalls bei Unterbrechung der Pyramidenbahnen.

Die Ophtalmoskopie klärt organisch bedingte Veränderungen, wie Stauungspapille, Optikusatrophie, Neuritis opt.

Periphere Lähmungen soll man eventuell elektrisch untersuchen: Sogenannte Entartungsreaktion (Verlust der Nervenerregbarkeit, Verlust der faradischen Erregbarkeit des Muskels, Anodenzuckung erfolgt schneller als Kathodenzuckung, Zuckung langsam, „wurmförmig") ist durch organische Läsion bedingt.

Abweichen der Zunge: bei Apoplexie oder sonstigen zentralen Schädigungen nach der Gegenseite, bei peripheren Verletzungen nach der Seite der Verletzung.

Nystagmus ist rhythmisches Schlagen beider Augäpfel nach einer Seite, deutet auf Störungen in der Medulla oblongata.

Tonus ist mittlerer normaler Spannungszustand der Muskeln.

Hypertonie ist gesteigerter Tonus (Muskeln hart und gespannt.)

Hypotonie ist verminderter Tonus (Muskeln weich und schlaff).

Spastische Lähmung ist Lähmung mit Hypertonie bei gleichzeitiger Steigerung der Sehnenreflexe, z. B. bei Läsionen der motorischen Bahnen im Gehirn, Medulla oblongata oder Pyramidenbahnen, so in den Spätstadien apoplektischer Insulte, bei spastischer Spinalparalyse, multipler Sklerose u. a.

Schlaffe Lähmung ist Lähmung mit Hypotonie bei gleichzeitiger Abschwächung der Sehnenreflexe, kommt vor bei Verletzungen oder Erkrankungen peripherer Nerven oder der grauen Substanz der Vorderhörner im Rückenmark, so bei spinaler Kinderlähmung, auch bei Kleinhirnerkrankungen u. a. Bei Hysterie sind die Lähmungen spastisch oder schlaff und meist in „Laienbezirke" abgegrenzt. (S. auch weiter unten bei Hysterie.)

Zuckungen bei Chorea: schnell, unregelmäßig; bei Athetose: langsam, oft ineinander übergehend.

Zittern (Tremor): fein und schnell an Händen und Fingern bei Basedow; gröber (Pillendrehen), oft auch an Kopf und Körper, bei Paralysis agitans, verschwindet unter intendierten Bewegungen; grob wackelnd bei multipler Sklerose, unregelmäßig und unruhig an Händen und Zunge bei Paralyse und Alkoholismus; feinschlägig, wie zaghaft bei senilen Veränderungen; alle diese Typen, oft bunt gemischt, bei Hysterie.

Tiks erscheinen immer unter dem Bilde koordinierter, häufig zweckmäßiger oder anscheinend gewollter Bewegungen (z. B. Schließen eines Auges, Achselzucken, Drehung des Kopfes nach der Seite, Kopfschütteln, Schlagen mit der Hand auf den Schenkel u. dgl. mehr). Tiks sind zum Teil hysterischen Ursprungs, zum Teil durch Zwangsvorstellungen bedingte, zum Teil jedoch auch von anderen, zentralen, vielleicht organischen Ursachen abhängig.

Anfälle: bei Epilepsie: Plötzlich, oft mit Schrei beginnende tonisch-klonische Krämpfe von kurzer Dauer, Zyanose, völlige Bewußtlosigkeit, meist Pupillenstarre, Einnässen. Soporöses Nachstadium (Babinski!), häufig Zungenbisse und andere Verletzungen. Bei Jaksonscher Rindenepilepsie: Krämpfe beginnen gewöhnlich klonisch in einer Muskelgruppe und breiten sich dann in bestimmter Reihenfolge über eine Körperhälfte aus. Bewußtsein oft erhalten! Bei Hysterie: Vorsichtiges Hinfallen, fast nie Verletzungen dabei, unregelmäßiges Umherschlagen, theatralisches, bisweilen erotisches Gebahren, wildes, oft leidenschaftliches Aufbäumen, nicht selten stundenlange Attacken, trotzdem kein schweres Krankheitsbild, Gesichtsfarbe wenig verändert, Bewußtsein selten getrübt. Pupillen reagieren; kein Zungenbiß, kein Einnässen, kein Babinski! Anfälle häufig durch Gemütserregung veranlaßt und nach Belieben auslösbar und zu sistieren.

Sensibilitätsstörungen: Anästhesie = Ausfall der Berührungsempfindung, Analgesie = Ausfall der Schmerzempfindung, Hypästhesie und Hypalgesie = Herabsetzung beider, Hyperästhesie und Hyperalgesie = Steigerung beider. Zusammen mit diesen Störungen faßt man die der Temperatur-, Orts- und Raumempfindlichkeit als Störungen der Oberflächensensibilität auf, während man die Störungen der Lage- und Bewegungsempfindungen und die der Gewichts- und Widerstandsempfindungen als solche der tiefen Sensibilität oder des Muskelsinns bezeichnet. Diese letzteren, verursacht durch Unterbrechung der höheren Abschnitte der sensiblen Bahnen von der Medulla bis zur Großhirnrinde, bewirken die sogenannte zerebrale Ataxie, während Zerstörung der Hinterstränge des Rückenmarks spinale Ataxie verursachen.

Die organisch bedingten Sensibilitätsstörungen hängen deshalb von der Lokalisation zerebraler, spinaler oder peripherer Läsionen ab und sind in ihrer Ausbreitung diesen angemessen.

Die nicht organischen bei den Psychoneurosen, besonders bei der Hysterie, hingegen verbreiten sich durchweg über Bezirke, welche, wie die motorischen Störungen (s. oben) laienhaft als zusammengehörig betrachtet werden (Strumpfform, Handschuhform usw.); sie sind meist ganz „unorganisch" scharf begrenzt, außerdem oft veränderlich (s. Abb. 11).

Rombergsches Zeichen = „statische Ataxie", d. h. sich allmählich verstärkendes Schwanken bei Augenschluß-Fußschluß. Zur weiteren Prüfung der Ataxie macht man den Finger-Finger- und Knie-Hackenversuch. Daß ataktische Störungen dieser Art organischen Ursprungs sind, ist aus Obigem leicht ersichtlich, ebenso, daß Astasie-Abasie ohne Ataxie hysterisch sein muß.

Störungen der Artikulation der Sprache (Dysarthrie, Anarthrie), verursacht durch Lähmung der zum Sprechen nötigen Muskelgruppen, sind je nach Sitz und Ausdehnung der Lähmung (Zunge, Lippen, Gaumensegel usw.) verschieden durch die Art der Behinderung der Bildung einzelner Buchstaben und Laute. Bei ausgedehnter Lähmung ist nur noch undeutliches Lallen vorhanden, z. B. im Endstadium der Bulbärparalyse.

Skandieren ist abgehacktes Aussprechen der einzelnen, durch Zwischenpausen von einander getrennten Silben; ist fast immer organisch bedingt (multiple Sklerose), sehr selten hysterisch.

Silbenstolpern ist unbeholfenes Aussprechen schwierigerer Worte, unter teilweisem Wegfall einzelner Silben oder Silbenteile (progressive Paralyse).

Aphonie = Klanglosigkeit beim Sprechen, findet sich bei progressiver Bulbärparalyse und auch bei Hysterie.

Aphasie beruht auf Läsionen der Sprachregion (Teile des Stirnhirns links, Insel, vordere Zentralwindung, hinterer Teil des Schläfenlappens, Teil des unteren Scheitellappens). Man unterscheidet:

Motorische Aphasie = Unfähigkeit, die zum Aussprechen eines Wortes gehörigen Innervationskomplexe zu finden, d. h. Fehlen der motorischen Erinnerungsbilder. Sensorische Aphasie = Verlust der Wortklangbilder. Der Kranke hört, was andere sprechen, versteht es aber nicht, ist also worttaub; er spricht (im Gegensatz zum motorisch Aphasischen) gewöhnlich viel, verwechselt jedoch dabei fortwährend die Worte, Silben, Buchstaben (Paraphasie), so daß seine Äußerungen oft ein ganz unverständliches Durcheinander bilden. Bei beiden Formen ist auch die Fähigkeit des Schreibens stark beeinträchtigt (Agraphie oder wenigstens Paragraphie); bei der sensorischen Aphasie ist außerdem die Lesefähigkeit schwer gestört (Alexie), bei der motorischen ist diese etwas besser erhalten.

Perseveration ist das Haften Kranker an einmal gegebenen Antworten trotz neuer Fragen, oder an einmal ausgeführten Ausdrucksbewegungen trotz andersgerichteter Aufforderungen (Ursache häufig Balkenläsionen.)

Mutismus ist Stummheit, Unfähigkeit zu sprechen, meist bei Hysterischen. (Hier ist keine Agraphie vorhanden! Die Störung ist deshalb mit der zerebralen Aphasie nicht zu verwechseln). Der bei manchen Geisteskranken beobachtete Mutismus beruht meist auf einer der folgenden Störungen:

Negativismus ist Widerstand gegen jede äußere Einwirkung, häufig blindes Widerstreben und Abwehren der Kranken gegen jegliches auf sie gerichtetes Vorgehen (Gruß, Händereichen, Waschen, Essen, Führen zum Kloset usw.); meist bei der katatonischen Form der Dementia praecox.

Hemmung ist ein Zustand von Willenslähmung, welcher bewirkt, daß Bewegungen nur notgedrungen und langsam ausgeführt, Aufforderungen erst nach mehrfachen energischen Wiederholungen befolgt, Nadelstiche kaum abgewehrt werden, daß zur Nahrungsaufnahme genötigt werden muß u. dgl. Meist bei Depressionszuständen schwerer Art.

Abulie ist Entschlußlosigkeit, ist Hemmung leichtern Grades.

Sperrung ist Hinderung oder Unterbrechung der Ausführung eines Willensimpulses durch entgegengerichtete Impulse. Bereits begonnene Bewegungen werden oft plötzlich sistiert oder gar in entgegengesetztem Sinne ausgeführt. (Katatonische Zustände.)

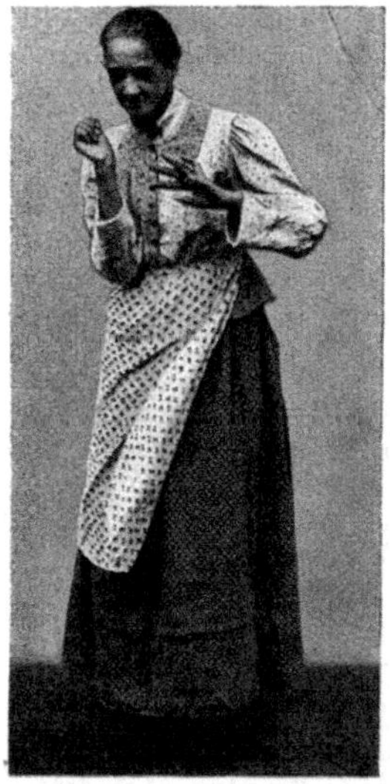

Abb. 5. Stereotypie der Arm-, Hand- und Fingerhaltung bei einer verblödeten katatonischen Geisteskranken.

Stupor ist schwere motorische Hemmung bei oft regungslosem Daliegen mit maskenartigem Gesichtsausdruck, mangelnder Reaktion auf äußere Reize (auch Schmerzreize).

Katalepsie und Flexibilitas cerea häufig bei diesen Zuständen.

Pseudostupor ist Entrückheit, Versunkenheit infolge Ablenkung durch Sinnestäuschungen.

Ideenflucht: Abspringender Gedankengang, Aneinanderreihung von Worten und Sätzen nach Klangsassoziationen und anderen Äußerlichkeiten, Verjagen unvollständig ausgesprochener Gedanken durch die folgenden.

Manieriertheit ist absonderliches, bizarres Benehmen in Körperhaltung, Handlungen und Äußerungen (gezierte Ausdrucksweise); Manieren häufig bei Katatonie. (S. Abb. 5.)

Stereotypie ist Festhalten an Manieren oder immerwährende gleichförmige Wiederholung solcher.

Bezüglich des Gedankenablaufs, Gedächtnisses, der Merkfähigkeit, Intelligenz und Urteilsfähigkeit kann ich auf die Erklärungen der früheren Abschnitte verweisen, nur möchte ich noch kurz den Unterschied zwischen Wahnidee und Zwangsvorstellung dahin präzisieren, daß erstere, unkorrigierbar, vom krankheitsuneinsichtigen Patienten als wahrhaftige Tatsache festgehalten wird, während letztere vom Leidenden selbst als krankhafte Idee erkannt wird, gegen welche er sich trotz aller Bemühung nicht wehren kann.

Damit glaube ich das, was der Praktiker für den mit diesem Buche verfolgten Zweck zur Untersuchung benötigt, im ganzen leidlich übersichtlich zusammengefaßt zu haben. Die Begriffe, welche aus den andern Disziplinen bekannt sind, und die nicht sehr belangreichen Symptome habe ich weggelassen. Andererseits wurde die Übersicht nicht weiter ausgedehnt, weil das dem Zwecke dieser Ausführungen aus den oben bereits angegebenen Gründen widersprochen hätte.

Eins aber muß ich, um allen hier billigerweise zu stellenden Ansprüchen gerecht zu werden, noch ausführlich und besonders behandeln: Die oben geschilderte Art der Durchführung von Anamnese und Untersuchung wird in vielen Fällen Nichtfachärzten zur Erreichung des erstrebten Zieles genügen, sofern das uns nun vorliegende psychische Handwerkszeug zweckentsprechend benützt wird. Dazwischen werden einem jedoch immer wieder Fälle begegnen, bei denen nicht alles auf diese relativ einfache Weise geklärt werden kann, bei denen vielmehr noch andere Faktoren als Grundursache für die krankhaften Veränderungen und die psychischen Abnormitäten vermutet werden und in der Tat auch vorliegen. Um diesen auf den Grund zu kommen, müssen wir uns einer Untersuchungsweise bedienen, welche eben diese in der Gesamtanlage der psychosomatischen Einheit „Mensch" begründeten Faktoren mehr berücksichtigt, mit andern Worten: Wir müssen die Gesamtpersönlichkeit betrachten und — neben anderm — auch versuchen, die Begriffe: Charakter, Disposition, Konstitution und Temperament und die mit ihnen auftauchenden Probleme zu ergründen und mit unsern psychotherapeutischen Bestrebungen in Beziehung zu setzen. Denn die Erkenntnis dieser psychischen Eigenheiten wird in manchen Fällen sonst unklare Vorgänge im seelischen Geschehen aufhellen und unserm Verständnis näherbringen. Sie wird nicht selten die Diagnosestellung erleichtern, eine schärfere Beurteilung der Prognose ermöglichen, besonders aber bei den wachsuggestiven Verfahren (s. Kap. V, 3) wird es unsere therapeutischen Ziele fördern, wenn wir mit den so verschieden gestalteten Charaktereigenschaften, Anlagen und Temperamenten rechnen, auf sie Rücksicht nehmen und sie, wo angängig, als Hilfstruppen bei unsern Maßnahmen gegen die Krankheit benützen.

Eine abgeschlossene Charakterologie, Konstitutions- und Temperamentslehre gibt es zwar nicht, doch liegen schon ausgedehnte und belangreiche Untersuchungsergebnisse vor, welche auch für unsere Zwecke wertvoll sind. Alles, was bis jetzt in dieser Richtung erarbeitet wurde, läßt sich in dem uns zur Verfügung stehenden Raume nicht ganz erschöpfend darlegen, doch können und müssen wir uns in diese wichtigen, ineinandergreifenden und sich zum Teil überdeckenden seelischen Gebiete einen wenigstens ausreichenden Einblick verschaffen. Am besten geschieht dies an dieser Stelle, nachdem wir den für gewöhnlich üblichen Untersuchungsgang besprochen haben, und bevor wir daran gehen, die einzelnen psychiatrischen und neurologischen Krankheitsbilder zu skizzieren.

Weiter oben haben wir den Charakterbegriff allgemein dahin zusammengefaßt, daß darunter „die besondere, eigentümliche Natur eines Dinges oder Wesens" zu verstehen ist, „der bleibende Grundzug des Denkens und Handelns, die gleichbleibende Willensrichtung". Es ist hier nötig, diese kurze Erklärung noch etwas näher zu spezifizieren: Typisch ist das Bleibende, die konstante Größe, als welche man den Charakter auch bezeichnet hat. Er beeinflußt in hohem Maße alle Reaktionen des Menschen auf äußere und innere Reize in ihrer Intensität, Art und Richtung. „Er ist", sagt J. H. Schultz (Seelische Krankenbehandlung), „der Stil des Individuums", „die Determinante der Persönlichkeit", — „Unter Charakter verstehen wir die Gesamtheit aller affektiv-willensmäßigen Reaktionsmöglichkeiten eines Menschen, wie sie im Lauf seiner Lebensentwicklung entstanden sind, also aus Erbanlage und sämtlichen exogenen Faktoren: Körpereinflüssen, psychischer Erziehung, Milieu und Erlebnisspuren". (Kretschmer, Körperbau und Charakter, Julius Springer, Berlin 1921.)

Die Grundlagen des Charakters sind die Triebe (s. Kap. II), die Affekte (s. Kap. II und unten Kap. V) und das Temperament. Dieses ist gleichsam die Offenbarungsweise des Charakters, welche der ganzen Einstellung der Gesamtpersönlichkeit gegen die Außenwelt ihren Stempel aufdrückt. Alle diese Komponenten des Seelenlebens stehen wiederum vielfach in inniger Beziehung zu rein körperlichen Vorgängen, wie sie z. B. die sogenannte innere Sekretion darstellt, und man darf nach den Ergebnissen der Blutdrüsenuntersuchung annehmen, daß vieleicht gerade in dem Gebiete der Temperamente der Angelpunkt der Verbindungen zwischen sogenanntem „Seelischen" und „Körperlichen" zu suchen ist. So spricht sich auch Kretschmer (loc. cit.) dahin aus, daß die Temperamente, wie wir empirisch sicher wissen, blutchemisch, humoral (Humor = Feuchtigkeit, Körpersäfte) mitbedingt sind. „Ihr körperlicher Repräsentant ist der Gehirn-Drüsenapparat. Die Temperamente sind derjenige Teil des Psychischen, der wahrscheinlich mit auf humoralem Weg mit dem Körperbau in Korrelation steht. Die Temperamente greifen, Gefühlstöne gebend, hemmend und antreibend in das Triebwerk der „seelischen Apparate" ein."

Die einzelnen Temperamentsqualitäten müssen wir unten noch eingehender behandeln.

Einen andern integrierenden Bestandteil, welcher für das Zustandekommen jeder geistigen Weiterbildung und jeder entsprechenden Auffassung und Verarbeitung aller Lebensgeschehnisse die Bedingung bildet, nennen wir Intelligenz (s. Kap. II). Charakter und Intelligenz bilden zusammen die psychische Gesamtpersönlichkeit. Beeinflußt wird diese in hohem Grade durch die sogenannten Dispositionen, welche ihrerseits wiederum aus den ererbten Anlagen (besondern Begabungen, Eigentümlichkeiten usw.) und der aus Milieu, Erziehung, Gewöhnung u. a. resultierenden seelischen Einstellung besteht.

Wollen wir nun das seelische Leben mit seinen wichtigen Fundamenten, den Dispositionen, der Intelligenz und dem Charakter, soweit es uns vergönnt ist, wirklich seinem Sinne nach erfassen, so werden wir mit einer rein beschreibenden Schilderung niemals dieses Ziel erreichen. Vielmehr müssen wir uns die Fragen vorlegen: Woher kommt denn überhaupt die Mannigfaltigkeit der menschlichen Charaktere? Worin hat die Verschiedenartigkeit der Dispositionen, insbesondere der individuellen Anlagen ihre Ursache? Und mit der Beantwortung dieser Fragen nähern wir uns jener Betrachtungsweise, welche man als Biologie bezeichnet. Diese lehrt uns, die menschliche Natur als einen Organismus aufzufassen, dessen einzelne Lebensäußerungen das Ergebnis von Reizen und entsprechenden Reaktionen sind (s. auch Kap. II). Freilich ist damit auch nicht alles bis in die letzte Ursprungswurzel erklärt — wir stoßen eben bei den letzten Fragen immer wieder gegen ein verschlossenes Tor —, doch zwingt uns wenigstens die biologische Betrachtungsweise erstens zu entwicklungsgeschichtlicher Fragestellung in ontogenetischer und phylogenetischer Richtung, nach Herkunft der Anlagen, nach Erblichkeit; sodann aber auch zu Fragen nach etwaigen Zusammenhängen zwischen Disposition und Charakteranlage einerseits und individuellen Eigentümlichkeiten (Schädelbau, innere Sekretion u. a. mehr) andererseits, d. h. Fragen nach der sogenannten Konstitution oder — was dasselbe ist — nach der Gesamtheit aller ererbter individueller Eigenschaften.

Diesen Weg hat E. Kretschmer zielbewußt beschritten und damit Resultate gezeitigt, welche teils scharfe, klärende Schlaglichter auf diese Probleme werfen, teils Anregungen geben, welche verheißungsvolle Aussichten für die Zukunft eröffnen.

Es ist deshalb — auch im Rahmen dieses Buches — wohl angezeigt, Kretschmers „Untersuchungen zum Konstitutionsproblem und zur Lehre von den Temperamenten" wenigstens inhaltlich kennen zu lernen, wie der genannte Autor sie in seiner bereits erwähnten Arbeit „Körperbau und Charakter" schildert.

Kretschmer, dessen Gedankengänge wir nun verfolgen wollen, geht von den zwei durch Kraepelin herausgearbeiteten „großen psychiatrischen Formkreisen des manischdepressiven (zirkulären) und schizophrenen Irreseins (Dementia praecox)" aus. An der Hand dieser psychiatrischen Typen arbeitet man die korrespondierenden Körperbautypen heraus und wird alsbald feststellen können, „daß diese Körperbautypen wiederum nicht nur den beiden psychiatrischen Typen korrespondieren, sondern daß sie viel umfassendere Beziehungen zu ausgedehnten normal-psychologischen Temperamentstypen haben, die ihrerseits nun mit den psychiatrischen Typen, von denen wir ausgingen, enge psychologische und vererbungsbiologische Zusammenhänge haben."

Zur Körperbauuntersuchung, die er als einen der Hauptschlüssel zum Konstitutionsproblem bezeichnet, arbeitete Kretschmer folgendes Schema aus:

Konstitutionsschema.

Name:
Alter:
Beruf:
Untersuchungstag:

Diagnose:
Spezieller Krankheitstypus:

I. Gesicht und Schädel.

Gesicht: groß [1]) mittel klein, hoch mittel nieder, schmal mittel breit, zartknochig mittel derbknochig, hängend mittel straff, mager mittel fett, eckig mittel rund, scharfgeschnitten mittel weich plastisch (Oberfläche), dünnhäutig mittel dickhäutig, glänzend mittel matt, frischrot mittel blaß, gelblich, fahl, braun, kongestioniert, dunkelrot, bläulich, pastös, unrein gefärbt, glatt, gespannt, runzlig, faltig, welk, eingefallen, verwaschen, gedunsen, Hautgefäßchen injiziert.

Augen: groß mittel klein, vorstehend mittel tiefliegend, glänzend mittel matt, blau, grün, grau, braun, schwarz, oberer Orbitalrand nieder, hoch, scharf, stumpf.

Nase: groß mittel klein, lang mittel kurz, dünn mittel dick (knorpliger Teil), schmal mittel breit (knöcherner Teil), spitz mittel stumpf, gezogen mittel gestülpt, blaß mittel rot, flachgesattelt mittel tiefgesattelt, gebogen gerade eingezogen, vorspringend mittel zurücktretend, kräftig konturiert mittel schwach konturiert. Nasenwurzel: scharf — weich abgesetzt.

Mund: groß mittel klein, kräftig konturiert mittel schwach konturiert.

Lippen: schmal mittel voll, eingezogen mittel aufgeworfen, hängend mittel fest, offen mittel geschlossen, blaß mittel rot. Oberlippe: kurz, rüsselförmig gerafft, normal.

Jochbeine: stark mittel schwach entwickelt, vorspringend mittel nicht vorspringend.

Unterkiefer: groß mittel klein, hoch mittel nieder, breit mittel schmal, vorspringend mittel zurücktretend, stark gebogen mittel flach gebogen, derb mittel zart.

Kinn: stark herausgearbeitet mittel schwach herausgearbeitet, zapfenförmig.

Kehlkopf: stark mittel schwach hervortretend.

Zähne: groß mittel klein, regelmäßig gewachsen mittel unregelmäßig, gesund mittel schadhaft.

Gaumen: steil mittel flach.

[1]) Im Verhältnis zum Kopf.

Ohren: groß mittel klein, abstehend mittel anliegend, flach mittel gerollt, dünn mittel dick, angewachsen mittel frei.

Stirn: steil mittel fliehend, hoch mittel nieder, gewölbt mittel flach, breit mittel schmal, eckig mittel gerundet, kräftig konturiert mittel schwach konturiert, Superziliarbögen stark mittel schwach entwickelt, Stirnhöcker stark mittel schwach entwickelt, Glabella breit mittel schmal entwickelt.

Profil: gerade abfallend, schwach gebogen, stark gebogen, winklig, scharf weich verwaschen, stark ausladend, gut entwickelt, unentwickelt, verkümmert.

Frontalumriß des Gesichts: breite Schildform, flache Fünfeckform, steile Eiform, verkürzte Eiform, kindliches Oval, Siebeneckform, uncharakteristisch.

Gesichtsbildung: maskulin, feminin, zu jung, zu alt, dem Alter entsprechend.

Hirnschädel: groß [1]) mittel klein, lang mittel kurz, breit mittel schmal, hoch mittel nieder, Scheitel überhöht, Blasenschädel, Caput quadratum, Turmschädel.

Hinterhaupt: vorspringend gerundet steil, Okzipitalprotuberanz: stark mittel schwach entwickelt.

Asymmetrien: Schädel, Gesicht, Augen, Ohren.

Mißbildungen:

II. Körperbau:

Groß mittel klein, rund dick gedrungen, breitschulterig, schlank, schmächtig, langgliedrig, kurzgliedrig, infantil maskulin, feminil senil.

Körperhaltung: schlaff mittel straff, gebückt mittel aufrecht.

Knochenbau: zart mittel derb.

Gelenke: schmal mittel breit.

Muskulatur: dünn mittel dick, schlaff mittel fest. Muskelrelief: stark mittel schwach hervortretend.

Fettpolster: mager mittel fett, infantile, maskuline, feminine Fettverteilung, umschriebene Fettansammlung.

Kopf: groß [1]) mittel klein, frei mittel tiefsitzend.

Hals: lang mittel kurz, dünn mittel gedrungen.

Arme: lang mittel kurz, dünn mittel dick.

Beine: lang mittel kurz, dünn mittel dick, O-Beine, X-Beine.

Hände: groß mittel klein, lang mittel kurz, schmal mittel breit, feingliedrig mittel grobgliedrig, schlaff mittel fest, weich mittel knochig, Fingerenden zugespitzt mittel verdickt.

Füße: groß mittel klein, lang mittel kurz, breit mittel schmal, Plattfuß, Hohlfuß, Zehenproportion.

Schultern: schmal mittel breit, hängend mittel wagrecht, ausladend mittel zusammengeschoben, geknickt (innerer Deltoideusrand).

Brustkorb: flach mittel gewölbt tief, langgezogen mittel kurz, schmal mittel breit, phthisischer, emphysematöser Typ, Hühnerbrust, Schulterbrust, Rosenkranz.

Bauch: dick mittel dünn, straff mittel schlaff, kompakter Fettbauch, kleiner Halbkugelbauch, Hängebauch, Taillenbildung.

Wirbelsäule: gestreckt mittel geschwungen, Lordose, Skoliose, Kyphose: Hals-, Brust-, Lendenwirbelsäule.

Becken: Im Skelett: stark mittel schwach entwickelt. Fettansatz: stark mittel schwach entwickelt, breit mittef schmal wohlgebaut, maskulin, feminin, infantil, platt. Leistenbeuge: steil mittel flach ansteigend, stark mittel schwach abgesetzt.

III. Körperoberfläche:

A. Haut:

Dünn mittel dick, zart mittel derb, schlaff mittel gespannt, elastisch mittel unelastisch, glatt mittel rauh, durchsichtig mittel gedeckt.

Pigment: stark mittel schwach.

Talgabsonderung: stark mittel schwach, Ekzem, Akne, Furunkulose. Schleimhautpigment.

B. Gefäße:

Hautgefäße: stark sichtbar, schwach sichtbar, unsichtbar: im Gesicht, an Händen und Füßen, am Körper. Dermographie: stark mittel schwach. Kopfvasomotorismus: stark mittel schwach. Kopf: bläulich dunkelrot mittel blaß. Hände: bläulich dunkelrot mittel blaß. Füße: bläulich dunkelrot mittel blaß. Allgemeine Hautfarbe: dunkelrot mittel blaß. Hände und Füße: feucht mittel trocken. Körper: feucht mittel trocken. Hände und Füße: warm mittel kalt. Körper: warm mittel kalt. Achselschweiß.

Arterien: kräftig mittel dünn zart, verhärtet derb weich, stark geschlängelt, stark hervortretend.

Puls: ..... Schläge, stark schwach erregbar, kräftig mittel schwach, voll, gespannt, respiratorische Unregelmäßigkeit, Extrasystolen. Gräfe, Aschner.

Venen: stark hervortretend, sichtbar, unsichtbar. Varizen.

[1]) Im Verhältnis zum Rumpf.

C. Behaarung:

Blond braun schwarz grau weiß.
Haupthaar: stark [1]) mittel schwach.
Brauen: stark mittel schwach.
Bartwuchs: stark mittel schwach.
Rumpfbehaarung: stark mittel schwach.
Armbehaarung: stark mittel schwach.
Beinbehaarung: stark mittel schwach.
Genitalbehaarung: stark mittel schwach.
Achselbehaarung: stark mittel schwach.
Haupthaar: lang mittel kurz, mittlere Begrenzung zurücktretend an Stirn, Schläfen, Nacken, hereinwachsend an Stirn, Schläfen, Nacken, Schläfenwinkel gebuchtet mittel verstrichen, horizontale Stirngrenze feinfaserig mittel grobfaserig, weich buschig borstig, schlicht gewellt lockig, Glatze an Stirn, Schläfen, Hinterkopf, abgegrenzt nicht abgegrenzt, spiegelnd matt; „zerfressen"; unvollständig.
Brauen: verwachsen an Stirn, an Schläfen (Abstand . . . cm), buschig mittel glatt, breit mittel schmal.
Bartwuchs: weich buschig borstig, glatt gewellt lockig, schmal mittel breit begrenzt, stark hineinwachsend: zum Gesicht, zum Hals, gleichmäßig ungleichmäßig verbreitet, vorwiegend: Schnurrbart, Kinnbart, Backenbart, Frauenbart.
Genitalbehaarung: maskulin feminin begrenzt, lang mittel kurz, feinfaserig mittel grobfaserig.
Körperbehaarung: liegend mittel aufrecht, lang mittel kurz.
Lanugo: Nacken, Wirbelsäule, Brust, Arme, Beine.
Behaarung an atypischen Stellen:

IV. Drüsen und Eingeweide:

Hoden: groß mittel klein.
Genitale: groß mittel klein.
Schilddrüse: groß mittel klein. Kropf: derb, weich, glatt, knotig, pulsierend.
Lymphdrüsen: normal, zahlreich, spärlich, groß klein, hart weich.
Brustdrüsen: groß, klein, maskulin, feminin, fest, schlaff, fett, wohlgebildet. Warze stark, schwach entwickelt.
Innere Krankheiten:

V. Maße:

Körpergröße: Gewicht [2]): (Nahrungsaufnahme?).
Umfang: Brust: Bauch [3]), Hüften [4]), Vorderarm l.: Hand l. [5]): Wade l.:
Länge: Beine [6]), Arme [7]).
Breite: Schulter [8]), Becken [9]).
Schädel: Umfang horizontal [10]): Durchmesser sagittal [11]): Durchmesser frontal [12]): Durchmesser vertikal [13]): Gesichtshöhe [14]): Nasenlänge [15]): Gesichtsbreite [16]):

VI. Zeitpunkte:

Eintritt der Geistesstörung:
Eintritt der Pubertät:
Eintritt der Involution:
Eintritt der Verfettung:
Eintritt der Abmagerung:
Eintritt der Glatzenbildung:
Eintritt bestimmter Körperkrankheiten:
Sexuelle Anomalien:

VII. Zusammenfassung des Körperstatus:

VIII. Persönlichkeitstypus.

IX. Heredität:

---

[1]) Im Verhältnis zum Geschlecht.

[2]) Nackt. [3]) In Weichenhöhe. [4]) In Trochanterhöhe. [5]) Über die Fingerwurzeln ohne Daumen. [6]) Oberer Symphysenrand-Boden. [7]) Schultergelenkspalt lateral — Mittelfingerspitze. [8]) Akromion beiderseits. [9]) Darmbeinkamm und Trochanter beiderseits. [10]) Nasenwurzel — Ohrmuschelansatz — Okzipitalprotuberanz. [11]) Nasenwurzel — Okzipitalprotuberanz. [12]) Größter über den Ohren. [13]) Kieferwinkel — Scheitelhöhe. [14]) a) Haargrenze — Nasenwurzel, b) Nasenwurzel (Brauenwinkel) — Mundspalte, c) Mundspalte — tiefster Kinnpunkt. [15]) Nasenbrauenwinkel (scharf einsetzen!) — Nasenspitze (tiefster Punkt). [16]) a) Jochbein beiderseits, b) Kieferwinkel beiderseits.

In diesem Schema sind nur Merkmale aufgenommen, welche — bei entsprechender Übung — schnell, mit einem Blick oder mit wenigen Griffen festzustellen sind, alles ist ausgelassen, was spezielle technische Untersuchungshilfen erfordert. Natürlich müssen Spezialuntersuchungen (Herz, Lungen etc.) später den Gesamtbefunden ergänzend eingegliedert werden.

„Das Schema wird in der Weise gehandhabt, daß wir an dem nackt vor uns stehenden Patienten bei guter Tagesbeleuchtung in der Reihenfolge des Vordrucks Punkt für Punkt feststellen und sofort eintragen." Kretschmer betont, „daß einige ernsthafte Übung dazu gehört, um ein ungefähres Gefühl für die Durchschnittswerte und die Abweichungen davon zu bekommen. Auf eine vollkommen sichere künstlerische Schulung unseres Auges kommt alles an. Das Bandmaß sieht nichts. Es führt uns an sich niemals zur Erfassung von biologischen Typenbildern, die unser Ziel ist." Leicht darstellbare Umrisse (Frontalumriß des Gesichts, Behaarungsgrenzen usw.) sollen in kleine Diagrammbögen eingezeichnet werden. Photographische Aufnahmen prägnanter Gesichts- und Schädelbildungen (Frontal- und Profilbild) bieten gute Hilfe.

Der Wert dieses nicht mühelosen Verfahrens besteht nun darin, daß es Kretschmer gelang, zunächst gewisse Konstitutionstypen herauszusondern, wie sie sich z. B. beim Kretinismus, bei der Akromegalie und beim Eunuchoid darstellen. Es fanden sich zahlreiche Veränderungen bestimmter Richtung, hyper- und atrophischer Tendenz an Knochen, Haut, Muskeln, Fett u. a.

Und weiter gelang es, in vergleichender Gruppierung von Individuen mit morphologischen Ähnlichkeiten ober- und unterhalb der Durchschnittswerte verschiedene Typen mit vorwiegend gleichen körperlichen Merkmalen herauszuarbeiten. So ergaben sich zunächst drei immer wiederkehrende Haupttypen des Körperbaus, welche Kretschmer den asthenischen[1]), den athletischen und den pyknischen (πυκνός = dick, stark, fest zusammengedrängt) Typus nennt. Diese drei Typen finden sich bei Männern und Frauen; vor allem aber ist die Art ihrer Verteilung auf den schizophrenen und den zirkulären Formkreis bemerkenswert. Auch im gesunden Leben finden sich diese drei Typen allenthalben wieder, ohne an sich Krankhaftes zu enthalten. Vielmehr bezeichnen sie „bestimmte normalbiologische Anlagen, von denen nur ein ganz kleiner Bruchteil eine pathologische Gipfelung, sei es auf psychiatrischem Gebiet, sei es in bestimmten innern Krankheiten erreicht."

Als vierten Typ nennt Kretschmer den dysplastischen Spezialtyp, der aus verschiedenen kleinern Gruppen mit starken Abweichungen vom Durchschnitt und „engen Beziehungen zu den grob dysglandulären Syndromen" besteht.

1. Der asthenische Typus ist gekennzeichnet durch geringes Dickenwachstum in allen Körperteilen (Gesicht, Hals, Rumpf, Extremitäten) und allen Geweben (Haut, Fett, Muskeln, Knochen, Gefäße) bei relativ ausgeprägtem Längenwachstum. Die Astheniker reinen Typs sind deshalb mager, schmal aufgeschossen, von saft- und blutarmer Haut; die Schultern sind schmal, die Arme muskeldünn, die Hände knochenschlank, der Brustkorb ist lang, schmal und flach, der Bauch fettlos, die

[1]) Neuerdings setzt Kretschmer anstatt der eigentlich pathologischen Bezeichnung „asthenisch" den Ausdruck „leptosom" (λεπτος = dünn).

Beine sind dünn und lang. Das Körpergewicht ist im Verhältnis zur Körperlänge gering, ebenfalls der Brustumfang gegenüber dem Umfang der Hüfte. Der Schädelumfang ist auffallend klein, der Längsdurchschnitt meist kurz. Bei der Gesichtsbildung fällt die häufige „Eiform" auf mit verlängertem Nasenrücken und hypoplastischem, zurücktretendem Unterkiefer, wodurch das sogenannte Winkelprofil entsteht. Je spitzer der Winkel: Stirn—Nasenspitze—Kinn ist, desto stärker ist das Winkelprofil ausgeprägt; besonders tritt das bei „fliehender Stirn" hervor.

Die — mit endokrinen Einflüssen eng verknüpfte — Behaarung ist besonders als Kopfhaar meist sehr dicht („Pelzmützenhaar"), während der Bartwuchs und auch die Scham- und Achselbehaarung häufig nur kümmerlich entwickelt ist. Die Haut ist meist blaß, die Gefäße sind dünn und zart; nicht selten findet sich bei Asthenikern, ihrer ganzen Wachstumstendenz „lang-schmal" entsprechend, das uns aus der innern Medizin bekannte „Tropfenherz".

Varianten dieses Typs ergeben sich durch gleichzeitiges Auftreten von Körperbaustigmen der sogenannten dysgenitalen Gruppe, von Infantilismen, Feminismen oder eunuchoidem Hochwuchs mit Überlänge der Extremitäten. Auch Vermischungen mit dem gleich zu besprechenden athletischen Typ kommen vor, so daß dann häufig ein sehnig-schlanker Mitteltyp zustande kommt.

Schon als Kinder sind die Menschen rein asthenischen Typs vielfach schwächlich und zart, „schießen in der Pubertätszeit oft rasch und schmal auf und zeigen auch im Mannes- und Greisenalter nicht die mindeste Neigung zu ordentlichem Muskel- und Fettansatz." Trotz bester Ernährung und starken Essens bleiben sie doch so mager wie sie sind. „Bei einem Teil der Astheniker fällt uns als wichtigstes biologisches Stigma ihr vorzeitiges Altern auf", schon im 4. Lebensdezennium zeigen sie oft bereits ausgesprochen greisenhafte Veränderungen.

Die Frauen reinen asthenischen Typs zeigen gleichen Habitus wie die Männer, nur tritt bei ihnen häufig noch Kleinwuchs hinzu, während die männlichen Astheniker normal- oder gar überwüchsig sind. Man nennt diese Gruppe Frauen deshalb asthenisch-hypoplastisch. Dementsprechend ist bei ihnen das Mißverhältnis zwischen Körperlänge und -gewicht geringer als bei den Männern.

2. Der athletische Typus zeichnet sich durch kräftige Entwicklung des Skeletts, der Muskeln und auch der Haut aus. Gut ausgebildete Individuen dieser Art zeigen mittleren bis hohen Bau, „breite, ausladende Schultern, stattlichen Brustkorb, straffen Bauch", Becken und Beine sind im Vergleich mit Armen und Schultern „fast grazil". Der Kopf, derb und hoch, wird aufrecht getragen; die gut ausgebildete Muskulatur tritt plastisch hervor. Der Knochenbau ist grob und kräftig, die Hände sind häufig groß und breit. Die Haut ist oft derb und dick und straff elastisch. Das Fettgewebe tritt weniger in Erscheinung. Der Schädel zeigt gut mittleren Umfang und hohe, mittellange Form. Das Gesicht bekommt oft charakteristisches Aussehen durch die kräftige Ausbildung seines knöchernen Gerüstes und der Haut darüber; es ist meist sehr hoch („steile Eiform"). Haar- und Bartwuchs ist gewöhnlich von mittlerer Stärke, die Genital- und Achselbehaarung vielfach stärker als bei den Asthenikern. Die Haut, zumeist bräunlich blaß, zeigt bei manchen Athletikern Neigung zur Aknebildung.

Auch bei diesem Typ kommen Varianten vor, unter anderm solche mit abnorm plumpen, andererseits aber auch mit ausgesprochen grazilem, asthenischem Unterbau, ebenso Vermischungen mit eunuchoidem Hochwuchs und mit Feminismen.

Frauen des athletischen Typs zeigen einen den Männern entsprechenden Habitus, nur sind bei ihnen die Gesichter oft „breit, mit auffallend plumpen Backenknochen", und der Fettansatz am Körper ist oft reichlicher, wenn auch nicht, wie bei den Pyknischen (s. unten) besonders und für sich gesteigert. Die kräftige Ausbildung des Schulter- und Beckengürtels bei athletischen Frauen erwecken meist einen unschön derben Eindruck, besonders wenn sich noch, wie es bisweilen der Fall ist, Maskulinismen in der Gesichtsbildung und auch sonst hinzugesellen.

3. Beim pyknischen Typus ist das Bezeichnende zunächst eine mittelgroße, gedrungene Gestalt, große Umfangsmasse um Kopf, Brust und Bauch, dieser oft als Fettbauch ausgebildet. Dabei weniger breite Schultern als beim Athletiker und runde, kaum Muskelplastik zeigende Extremitäten. Die Schultern sind über dem tiefen, gewölbten Brustkorb nach vorn gezogen, der Kopf dazwischen nach vorn gesenkt, so daß sich, besonders bei älteren Individuen, die vordere Kontur des Halses nicht in einem Winkel, sondern fast in einer Geraden vom Kinn nach dem obern Brustbeinende zieht. Durch diese Haltung wölbt sich die Brustwirbelsäule sekundär kyphotisch nach vorn. Diese Konstellation zwischen Brust, Schultern, Kopf, Hals und Brustwirbelsäule ist das Hauptcharakteristikum für den pyknischen Typus. Auch der bereits erwähnte, besonders in der Bauchgegend lokalisierte starke Fettansatz kann als bezeichnend für den Pykniker gelten, wenn schon die Fettanhäufung zumal bei Leuten jugendlichen Alters und bei schwer arbeitenden Personen, auch öfters nicht vorhanden ist. Die Haut liegt meist glatt an und zieht, ohne zu straffen, über die Muskeln und die fettgepolsterten Gruben hinweg. Der Schädel ist „groß (vergl. Tab.), rund, breit und tief, aber nicht sehr hoch", die Stirn gut gewölbt, breit, der Scheitel mehr flach, das Hinterhaupt wohl gerundet. Das Gesicht „hat die Tendenz ins Breite, Weiche, Abgerundete, im Umriß die „Grundform des flachen Fünfecks" (mit den beiden Stirnecken rechts und links oben, beiden Kieferwinkeln und dem Kinn als Ecken). Besonders bei ältern Leuten konzentriert sich der überhaupt reichliche Fettansatz des Gesichts „auf die lateralen untern Wangenpartien vor den Kieferwinkeln und auf die Unterkinngegend (Ausfüllung des Kinn-Kehlkopfwinkels, Doppelkinn)". Die Nase ist geraderückig, an der Spitze „fleischig bis dick"; bei ältern Pyknikern kommt Nasenröte und Akne rosacea nicht selten vor. Die Behaarung der Pykniker ist häufig weich und wollig, der Bartwuchs gleichmäßig, die Scham- und Achselbehaarung auffallend stark entwickelt.

Das Körpergewicht der Pykniker ist im Vergleich zur Körperlänge relativ groß, doch kommen nicht selten plötzliche und sehr erhebliche Gewichtsschwankungen vor.

Bei den pyknischen Frauen erfolgt der Fettansatz „ebenfalls am Stamm, konzentriert sich aber stärker auf Brust und Hüften. Das Brustschulterverhältnis ist wie bei den Männern."

Jugendliche Individuen erfordern vorsichtiges Urteil, da die Typen noch nicht ausgeprägt sind und deshalb hie und da zu Verwechslungen Anlaß bestehen kann.

Um nun die Unterschiede in den Konstitutionen der drei geschilderten Haupttypen für den Blick übersichtlich zu machen, setze ich hier die drei ersten in Kretschmer (loc. cit.) aufgeführten Tabellen mit Teilen der 6., 7. und 8. nebeneinander.

	Astheniker		Athletiker		Pykniker	
	Männer	Frauen	Männer	Frauen	Männer	Frauen
Körpergröße	168,4	153,8	170,0	163,1	167,8	156,5
Gewicht (in Kilogramm)	50,5	44,4	62,9	61,7	68,0	56,3
Schulterbreite	35,5	32,8	39,1	37,4	36,9	34,3
Brustumfang	84,1	77,7	91,7	86,0	94,5	86,0
Bauchumfang	74,1	67,7	79,6	75,1	88,8	78,7
Hüftumfang	84,7	82,2	91,5	95,8	92,0	94,2
Vorderarmumfang	23,5	20,4	26,2	24,2	25,5	22,4
Handumfang	19,7	18,0	21,7	20,0	20,7	18,6
Wadenumfang	30,0	27,7	33,1	31,7	33,2	31,3
Beinlänge	89,4	79,2	90,9	85,0	87,4	80,5
Kopfumfang	55,3	53,6	56,0	54,8	57,3	54,5
Nasenlänge	5,8	5,2	5,8	5,7	5,5	5,2

Man vergleiche diese Durchschnittszahlen miteinander und beachte die vorangeschickten Ausführungen, dann werden jedem die Hauptmerkmale und Eigenarten der einzelnen Typen sofort ins Auge fallen.

Diese drei Körperbauhaupttypen „finden sich allenthalben bei Gesunden wie bei internistisch und psychiatrisch Kranken. Alle drei sind normal, sofern sie zu den häufigsten anthropologischen Erscheinungen gehören, und abnorm, sofern sie die Disposition zu bestimmten Erkrankungen, jede in einer andern Richtung, in sich schließen. Man kann nicht sagen, daß einer der drei Typen, zunächst einmal in körperlicher Beziehung, für den Lebenskampf generell besser ausgerüstet wäre. Ist der Astheniker mehr für Tuberkulose disponiert, so ist er dafür vielleicht mehr immun gegen Rheumatismus, Diabetes und Arteriosklerose als der Pykniker und umgekehrt. Über die internistischen Krankheitsdispositionen der Athletiker haben wir nichts Genaueres finden können, dagegen ist auf psychiatrischem Gebiete ihre Anlage deutlich zu erkennen."

Und da haben nun sorgfältige Reihenuntersuchungen das interessante und ungemein wertvolle Ergebnis gezeitigt, daß die einzelnen Konstitutionstypen zunächst einmal zu den beiden großen Gruppen, dem zirkulären (oder in einem allgemein alle hierhergehörigen Menschen umfassenden Ausdruck: zyklothymen) und dem schizophrenen (allgemein: schizothymen) Formkreise, in einem eigenartigen und sehr bemerkenswerten Verhältnis stehen: Wenn auch eine scharfe Trennung zwischen den einzelnen Typen sowohl, wie auch zwischen den beiden Psychosegruppen nicht in jedem Falle möglich ist und von hüben und drüben manchmal Überdeckungen stattfinden, welche die so schwer und nur subjektiv zu rubrizierenden Grenzfälle hervorbringen, so ist doch die Zugehörigkeit der beiden Gruppen zu den einzelnen Konstitutionstypen so unzweideutig, daß man diesen wichtigen Tatbestand besonders hervorheben muß. Die folgende kurze Tabelle (Kretschmer, loc. cit.) illustriert diese biologisch wichtigen Beziehungen zwischen Körperbau und seelischer Anlage (nicht Psychose selbst!) aufs beste:

	Zirkuläre	Schizophrene
Asthenisch	4	**81**
Athletisch	3	**31**
Asthenisch-athletisch gemischt	2	11
Pyknisch	**58**	2
Pyknische Mischform	**14**	3
Dysplastisch (s. weiter unten!)	—	**34**
Verwaschene und nicht rubrizierbare Bilder	4	13
Insgesamt	85	175

d. h. mit Worten ausgedrückt: Bei den Schizophrenen ausgesprochen starkes Hervortreten der asthenischen, athletischen und dysplastischen Typen; auffallend schwache Beteiligung von klassisch ausgeprägten pyknischen Formen, bei den Zirkulären ausgesprochen starkes Hervortreten der pyknischen Typen; auffallend schwache Beteiligung der klassisch ausgeprägten asthenischen und dysplastischen Formen.

Diese letzteren, die bereits mehrfach erwähnten dysplastischen Spezialtypen stellen eine Reihe von kleinen Gruppen dar, welche äußerlich zwar untereinander keine Ähnlichkeit zeigen, jedoch die Gemeinsamkeit aufweisen, daß sie irgendwie mit übermäßiger oder mangelnder oder veränderter Tätigkeit innerer Drüsen, insbesondere der Geschlechtsdrüsen in Zusammenhang zu stehen scheinen. Die Bezeichnung „dysplastisch" soll besagen, daß die meisten Fälle dieser Gruppe nach der einen oder der andern Richtung „mißgebildet" sind; sie weichen in ihrer äußern Erscheinung ungewöhnlich stark von einem Mittelwert ab, den man im gewöhnlichen Leben als „normal" bezeichnet, „sie imponieren auch dem Laien als selten, auffallend, unschön".

Wie aus der letzten Tabelle ersichtlich, befinden sich (bei dem vorgelegenen Untersuchungsmaterial) unter den Zirkulären keine dysplastische, während die Schizophrenen mit 34 Fällen beteiligt sind, vielleicht ein Zufallsergebnis, vielleicht aber auch eine Andeutung, daß die bereits ventilierte Annahme eines innern Zusammenhangs der Dementia praecox-Gruppe mit endokrinen Vorgängen nicht ohne weiteres von der Hand zu weisen ist.

Bei den Dysplastikern kann man mit Kretschmer folgende Untergruppen annehmen:

A. Die Gruppe des eunuchoiden Hochwuchses mit Überlänge der Extremitäten im Vergleich zur Körperlänge; oft feminine Beckenform, geringe Ausbildung der Genital-, Achsel-, Bart- und Rumpfbehaarung, sowie Hoden- und Genitalhypoplasie. Eine Abart, die Hochwüchsigen mit Turmschädel, zeigen neben der Schädelanomalie sehr hohes knochiges Gesicht mit „vorspringender, an der Wurzel scharf eingezogener Stumpfnase", öfters auch starres, buschiges Haupt- und Barthaar und schlecht proportionierte Körpergestalt. Maskulinismen bei weiblichen Eunuchoiden bestehen in ausgeprägt männlicher Durchbildung des Skeletts und der Muskulatur (starke Schulter- und geringe Beckenbreite, plastisch hervortretendes Muskelrelief, geringes Fettpolster), in kümmerlichen Brüsten und bisweilen in Bartbildung.

B. Gruppe des eunuchoiden und polyglandulären Fettwuchses. Der Fettwuchs ist hier anders lokalisiert als beim pyknischen

Typ, beim Pykniker selten entstellend und exzessiv, dabei besonders an Wangen und Hals und als Fettbauch lokalisiert. Die eunuchoide Fettanlagerung ist meist bei sonst grazilem und mehr asthenischem Körperbau am Gesäß und am Bauch unterhalb des Nabels konzentriert, so daß halbkugelige Vorwölbungen an diesen Stelllen entstehen. Die Hoden sind häufig verkümmert oder überhaupt die Genitalien hypoplastisch; sehr oft fehlende Bart- und Schambehaarung und dicker Kopf mit plumpen Gesichtszügen.

C. *Gruppe der Infantilen und Hypoplastischen.* Mit Infantilismus bezeichnen wir eine im Pubertätsalter gehemmte Körperentwicklung, besonders wenn zugleich dysgenitale Stigmen vorliegen. Die Wachstumshinderung kann auch in lokalen Hypoplasien (des Gesichts, des Beckens, der Extremitäten, besonders der Hände) zum Ausdruck kommen.

Wenn wir nun das Resultat dieser gesamten Beobachtungen übersehen, so können wir daraus zunächst folgende Schlüsse ziehen: Bestimmte Körperbautypen haben zu gewissen psychotischen Gruppen eine erhöhte Affinität. Trübung des Bildes kommt vor, doch weisen Varianten im Typ eines Individuums auf entsprechende Typen in der Aszendenz (konstitutionelle Legierung). „Dieser Begriff der *Legierung* gilt natürlich ganz ebenso für den *psychischen* Typus eines Menschen, überhaupt für die Gesamtheit seiner ererbten Anlagen, also seiner Konstitution.“

Es kann auch folgende Kombination entstehen: Das Kind eines pyknisch-zirkulären Vaters und einer asthenisch-schizophrenen Mutter kann sowohl körperlich wie psychisch entweder die väterliche oder die mütterliche Anlage allein übernehmen. Dann ist auch der Typus des Nachkommen ein reiner. Oder es können die Anlagen beider Eltern zutage treten, dann kommt eine Legierung: körperlich ein pyknisch-asthenisches, psychisch ein zirkulär-schizophrenes Mischbild zustande. Oder aber es tritt die eine Anlage körperlich, die andere psychisch hervor, also pyknisch-schizophren bzw. asthenisch-zirkulär. Diese Art des Hervortretens erblicher Anlagen nennt man *Überkreuzung.*

Ein Modus, bei dem die Stigmen *eines* Typus bei einem Menschen mit gemischten Anlagen in einer begrenzten Lebensperiode vorherrschen, die des *andern* Typus aber in einem andern Lebensabschnitt deutlicher hervortreten, trägt die Bezeichnung *Dominanzwechsel.*

Eins müssen wir uns bei der Betrachtung dieser Probleme stets vor Augen halten: „Körperbau und Psychose stehen nicht in einem direkten klinischen Verhältnis zueinander. Körperbau und Psychose, Körperfunktion und innere Krankheit, gesunde Persönlichkeit und Heredität sind jedes für sich Teilsymptome des zugrunde liegenden Konstitutionsaufbaus, zwar unter sich durch offene Beziehungen verknüpft, aber nur im großen Zusammenhang aller Faktoren richtig zu beurteilen.“

Außerdem muß man bedenken, daß auch die *Außenwelt* mit scharfem Meißel unablässig an jeder einzelnen Persönlichkeit arbeitet. Krankheiten wie *Lues* und *Tuberkulose* können den äußern Habitus in erheblichem Maße verändern. Auch Faktoren wie die *Ernährung* und die Art der *Beschäftigung* üben in gleicher Weise ihre Wirkung aus. Immerhin wird ein ausgeprägter Typ seine Eigenheiten auch unter diesen Einflüssen niemals in grundlegendem Maße ändern.

Wie wir schon gelegentlich betonten, äußert sich die psychische Konstitution eines Menschen „nicht in seiner Psychose allein, sondern in dem umfassenden Bilde seiner Gesamtpersönlichkeit in allen Lebensphasen, aus der die Psychose nur ein episodischer Teilausschnitt ist. Nur in den seltensten Fällen kommt es überhaupt zu einer Psychose, während analoge Korrelationen zwischen Körperbau und Psyche auch bei den dauernd gesunden Menschen bestehen." Diese Beziehungen kommen zum Ausdruck in den

Temperamenten.

Wenn wir jetzt die durch die Temperamente bedingten vielgestaltigen Persönlichkeitsbilder mit Aufmerksamkeit betrachten, so werden später manchem der Leser bekannte Typen bald dieser, bald jener Richtung auffallen; besonders während seiner psychotherapeutischen Betätigung wird der Arzt nicht gar selten dankbar den Schlüssel gebrauchen, welchen ihm die Einsicht in diese Probleme für das Eindringen in manche sonst schwer zugängliche Persönlichkeit in die Hand gibt.

Wie aus den Ausführungen über die Konstitution hervorging, korrespondieren mit dem pyknischen Köperbautyp die zirkulären Formen, mit dem asthenischen, athletischen und dysplastischen Typ die schizophrenen Formen psychotischer Anlagen. Wir haben gesehen, daß diese auch bei nicht ausgesprochen geisteskranken Menschen in Erscheinung treten, und zwar in der Wesensart ihrer Temperamente. Danach sind wir auch berechtigt, die Temperamente nach den gleichen Gesichtspunkten zu gruppieren, wie sie sich bei den sogenannten Zykloiden und Schizoiden ergeben, nicht geisteskranken, doch zwischen krank und gesund schwebenden Persönlichkeiten. Auch bei den sogenannten zyklothymen und schizothymen Durchschnittsmenschen, das ist den zwei großen noch normalen Konstitutionsgruppen, aus dem die Manisch-Depressiven und die Schizophrenen hervorwachsen, findet man die Temperamente in ganz entsprechender Weise verteilt.

Wir können demnach die zykloiden und die schizoiden Temperamente und, in der normalen Breite, die zyklothyme und die schizothyme Gruppe unterscheiden.

Unter den zykloiden Temperamenten finden wir, dem Charakter des manisch-depressiven Irreseins entsprechend, hypomanische und depressive Gruppen; das Verhältnis zwischen hypomanischen und schwerblütigen Elementen in der zykloiden Persönlichkeit nennt man die Stimmungsproportion.

Als Haupttemperamentsmerkmale beider zirkulären Untergruppen nennt Kretschmer:

1. gesellig, gutherzig, freundlich, gemütlich;
2. heiter, humoristisch, lebhaft, hitzig;
3. still, ruhig, schwernehmend, weich.

Durch verschiedenartige Verbindung dieser Eigenschaften untereinander ergeben sich nun wieder besondere Temperamentsfärbungen: Gesellige, heitere, lebhafte Naturen, die auch gelegentlich rasch zornig aufbrausen können, stehen neben solchen, die gerne still, beschaulich, zufrieden für sich leben, ohne jedoch der Gesellschaft gerade feind zu sein, welche sie in der Form kleiner, gemütlicher Runde lieben. „Die meisten Zykloiden haben ein besonders gut ansprechendes Gemütsleben, das von dem sanguinischen Quecksilbertemperament der Hypomanischen bis zu der tiefen und warmherzigen Empfindung der mehr schwerblütigen Naturen in allen Übergängen sich schattiert."

In der Art ihrer Einstellung gegen die Außenwelt sind die Zykloiden anpassungsfähig, von gesundem Egoismus und Realismus, der sich in der Freude am Genießen, aber auch im Verständnis für anders Geartete kundgibt. In der zykloiden Denkart vermißt man oft die Konsequenz, findet jedoch mit diesem Mangel meist eine kräftige Energie und Arbeitsfreude verbunden. Hypomaniker sind daher sehr flotte Arbeiter, schlagfertig und unternehmungslustig, dabei allerdings in der Wahl der Mittel bisweilen nicht übermäßig heikel. Zu ernsten asozialen Handlungen jedoch lassen sie sich außerordentlich selten hinreißen. Es kommt vor, daß Hypomaniker, unverträglich, faul, streitsüchtig und gänzlich haltlos, sozial völlig entgleisen, doch darf man annehmen, daß der Grund hierfür in ungünstigen konstitutionellen Beimischungen und Erziehungsfaktoren liegt. Wenn jedoch andere noch übernommene Charakteranlagen und Erziehung eine günstige Richtung gestatten, so liefert diese Gruppe oft wertvolle Menschen besonders in solchen Berufen, die schnellen Entschluß, Tatkraft und Unternehmungslust, weniger jedoch tiefes Eingehen und zähes Festhalten erfordern. Es ist naturgemäß, daß bei den Hypomanischen, wie bei den psychotischen Manikern sich mit der meist gehobenen Stimmungslage eine Tempobeschleunigung im Ablauf der psychischen Leistungen verbindet. Dieses hypomanische Temperament befähigt ihre Besitzer schnell und viel in kürzester Zeit aufzufassen. Was man bei der Psychose Ideenflucht nennt, bedeutet hier eine wertvolle und glänzende Gabe, die jedoch leider dadurch beeinträchtigt wird, daß zugleich mit dem erstaunlich glatten Gedankenablauf Oberflächlichkeit und Konsequenzmangel vereinigt sind, daraus resultiert: „extensive Vielseitigkeit" und „Mangel an systematischem Aufbau und festgehaltener Leitidee". Beim schwerblütigen Temperament der depressiven Zykloiden ist das psychische Tempo mehr langsam und gleichmäßig, entsprechend der Hemmung bei der depressiven Psychose; Mangel an zähem Verfolgen des einmal gesteckten Zieles, fehlende Konsequenz findet man auch hier wie in der hypomanischen Gruppe.

Danach kann man wohl zusammenfassend erklären, daß der zykloide Temperamentstyp sich im wesentlichen in „schlichten, unkomplizierten Naturen äußert, deren Fühlweise direkt, natürlich und unverstellt an die Oberfläche steigt, so daß sie im allgemeinen von jedermann richtig beurteilt werden." An Einzeltypen haben wir den „flott hypomanischen Typ" angedeutet, den „stillvergnügten Typ" und den „schwerblütigen Typ".

Unter den — der normalen Breite angehörigen — Zyklothymen (mit pyknischer Körperkonstitution) wählt Kretschmer noch einige prägnante Beispiele, so die „geschwätzig Heitern", die stets dabei sind, wenn es irgendwo flott zugeht, jede Festlichkeit mit einer Stegreifrede oder einem Spaße schmücken, die Spiel und Trunk mehr lieben, als Denkarbeit und Strapazen und, obwohl manchmal durch Taktmangel unangenehm, doch gutherzig und meist gerne gesehen, überall ein frisches, belebendes Element bilden.

Dann die „ruhigen Humoristen", welche mehr still beobachten und nicht viel reden, nur hie und da in breiter, behaglicher, drolliger Weise einen trockenen, köstlichen Witz machen und, bei Wohlwollen für groß und klein, mit der Welt zufrieden sind.

Ferner die „stillen Gemütsmenschen", „gute Kerle, ein bischen phlegmatisch", bedächtig und von schwerem Entschluß, sympathisch, friedliebend. Diese Menschen schließen sich gern an eine kleine exklusive Gesellschaft an, unterhalten sich dort gut, lachen gern, sind aber weichen Gemüts und leicht gerührt. Voll Bedenken und von geringem Selbstvertrauen, erreichen sie meist kein hohes Ziel.

Die „stillen Genießer". „Dieser Typus entwickelt sich besonders gern dort, wo bei entsprechendem Temperament die Intelligenz gering und die geistige Erziehung nicht sehr gefördert ist. Man trifft ihn also besonders zahlreich bei einfachen Leuten, auch bei Gebildeten, die aus dem Volk stammen." Bekannt als „Kleinbürger am Stammtisch" mit „Neigung zur wohlwollenden Gemütlichkeit, zum behaglichen Spaß, aber ohne viel Gedanken und tiefern Ernst." Dagegen tritt bei diesem Typus, unter jedem Verzicht auf höhere Ziele, ein großes Interesse an materiellen Genüssen und bequemer Behaglichkeit dauernd in den Vordergrund.

Die „tatkräftigen Praktiker", ein den Hypomanikern benachbarter Mitteltypus, sind unermüdliche Arbeiter und zu allem brauchbar, doch lieben sie in ihren Beschäftigungen Abwechslung, immer wieder etwas Neues. „Was sie treiben, hat Hand und Fuß, sie bewegen sich geschickt, vermittelnd und doch resolut, sagen einmal deutlich ihre Meinung und sind doch immer guter Laune."

Nun sei noch ein ganz kurzer Rückblick in die Geschichte erlaubt, welche uns bedeutsame Beispiele für die Richtigkeit der von Kretschmer entwickelten Zusammenhänge aufzeigt, Beispiele von Personen, die ihre Nebenmenschen durch ihre genialen Eigenschaften überragten, und von denen deshalb Zeichnungen, Gemälde und Schilderungen auf unsere Zeit herübergekommen sind, welche einschlägige Vergleiche und Schlüsse gestatten.

Von historischen Geniegestalten zyklothymen Temperaments nennt Kretschmer als den zwei Gruppen „Realisten" und „Humoristen" zugehörig: Luther, Liselotte von der Pfalz, Goethes Mutter, Gottfried Keller, Jeremias Gotthelf, Fritz Reuter, Hermann Kurz, Heinrich Seidel; alle von typisch pyknischem Körperbau oder doch mit stark vorschlagenden pyknischen Komponenten.

Als Varianten und Grenztypen dieser Gruppe werden genannt: J. P. Hebel, Wilhelm Busch und weiter: Heine, Voltaire, Friedrich der Große, Nietzsche, welche jedoch vorwiegend schon zur schizothymen Seite hinneigen.

Zyklothymiker der bildenden Kunst sind u. a.: Hans Thoma, Franz Hals, Feuerbach, Michelangelo.

Unter den zyklothymen Forscher- und Gelehrtennaturen werden Haller, Goethe, Alexander v. Humboldt genannt.

Damit wollen wir unsere Betrachtungen über die Eigenart der zykloiden (zyklothymen) Temperamente abschließen und uns den so ganz anders gearteten schizoiden (schizothymen) Temperamentstypen zuwenden. Wie wir eben gesehen haben, entsprechen diese Typen des schizophrenen Formkreises den asthenisch-athletisch (dysplastischen) Konstitutionsgruppen. Also schon in ihrem körperlichen Habitus sind die schizoiden Menschen häufig von andern unterschieden und erkennbar. Geht man auf ihre charakterologischen Eigenschaften näher ein, so wird man die von den zykloiden Naturen so gänzlich verschiedene Artung alsbald erkennen.

Was bei den Zykloiden schlicht und offen daliegt, ist bei den Schizoiden verdeckt, ihre eigentliche Grundnatur läßt sich ohne weiteres nicht überblicken. „Schizoide Menschen", sagt Kretschmer (loc. cit.), „haben eine Oberfläche und eine Tiefe. Schneidend brutal oder mürrisch dumpf oder stachlig ironisch oder molluskenhaft scheu, schallos sich zurückziehend, das ist die Oberfläche. Oder die Oberfläche ist gar nichts, wir sehen einen Menschen, der wie ein Fragezeichen uns im Wege steht, wir fühlen etwas Fades, Langweiliges und doch unbestimmt Problematisches. Was ist die Tiefe hinter all diesen Masken? Es kann ein Nichts sein, das schwarze hohläugige Nichts, affektive Verblödung." Man kann jedoch nie ahnen, was in ihrem Innern vorgeht. „Viele schizoide Menschen sind wie kahle römische Häuser, Villen, die ihre Läden vor der grellen Sonne geschlossen haben; in ihrem gedämpften Innenlicht aber werden Feste gefeiert."

In ihre Gefühle gestatten die Schizoiden nur selten und unvollkommen Einblick; was sie fühlen, „ob es eine Banalität, eine Schrulle, eine Gemeinheit oder ein Märchenschatz ist, das ist für niemand als für sie allein." Es ist deshalb nichts seltenes, daß man bei einem Schizoiden jahrelang — wie man glaubt — nahe verkehrt, ohne von seiner eigentlichen innern Natur wirkliche Kenntnis zu besitzen. Vielmehr wird man wohl eines Tages von dem Offenbarwerden einer ganz ungeahnten Seite seiner seelischen Eigenschaften völlig überrascht.

Die Grenze zwischen „krank" und „noch normaler Breite" zwischen schizophren und schizoid läßt sich ungemein schwer ziehen, weil wir in vielen Fällen nicht eruieren können, ob eine seit Jahren bereits bestehende Schrullenhaftigkeit, Verschrobenheit, Absonderlichkeit nicht schon in ausgesprochenen Wahnideen ihre Begründung hatten. Diese Scheidung ist um so schwerer, als der Schizoide vorerst nur immer seine psychische Oberfläche darbietet. Man muß deshalb die ganze Reihe von geringen schizothymen Charakterzeichen an bis zu den schweren schizophrenen Krankheitssymptomen überblicken, will man das richtige Urteil erhalten.

Einen Einblick in das sonst so schwer zugängliche Innenleben schizoider Menschen bekommen wir am ehesten „aus den Selbstschilderungen begabter, gebildeter Schizoider", während uns ungebildete, wenig differenzierte Vertreter dieser Gruppe meist nur vage unbestimmte Angaben machen und ihre tiefern Seelenregungen verschweigen.

Schon an jugendlichen Individuen vermag man eine schizoide Anlage zu erkennen, welche sich nicht selten in den Pubertätsjahren zu einer ausgesprochenen Geisteskrankheit entwickelt; die ihrerseits entweder in Demenz oder in einer „Heilung mit Defekt", d. h. mit geistiger Abschwächung, Verschrobenheit, unzugänglichem Wesen und feindseliger Reizbarkeit endigt. Bezüglich der Zeitpunkte der Phasen dieses häufigen Verlaufs gibt es mancherlei Verschiebungen, in der Weise, daß die bei den Defektheilungen genannten Mängel schon von frühester Kindheit an auftraten, oder auch, daß der akute Ausbruch einer schizophrenen Psychose erst — nach vorher ganz unauffälligem „normalen" Verhalten in den Pubertäts- oder gar in den Involutionsjahren erfolgt.

Die schizoiden Temperamentsqualitäten führt Kretschmer nach ihrer Häufigkeit in drei Gruppen auf:

1. Ungesellig, still, zurückhaltend, ernsthaft (humorlos), Sonderling;
2. schüchtern, scheu, feinfühlig, empfindlich, nervös, aufgeregt. Natur- und Bücherfreund;
3. langsam, gutmütig, brav, gleichmütig, stumpf, dumm.

Adam, Einführung in die Psychotherapie. **20,--**

Medizin. - Adam, A. H. Dr. (Oberarzt in Regensburg). Einführung in die Psychotherapie. Für Medizinstudierende und Ärzte. München. J. F. Bergmann Verlag. 1925. 23x16,5 cm. VII; 123 S. Bedr. Kart. leicht stockfl. Seiten sowie Buchschnitt durchgehend min. gebr., sowie min. angest.

Aus dem Vorwort:
Nicht ohne Bedenken habe ich mich entschlossen, das von den übrigen medizinischen Disziplinen noch vielfach gemiedene Gebiet der "Psychotherapie" in Form einer auch für Nichtfachärzte verständlichen und leicht lesbaren "Einführung" zu behandeln. Mit Abbildungen und Zeichnungen im Text.

Nummer: 969C
Standort: Schrank 1/5

In diesen statistisch gewonnenen Begriffen sind vor allem die präpsychotischen Charaktereigenschaften später schizophren Erkrankter niedergelegt.

Die in Gruppe 1 genannten schizoiden Eigenschaften sind weitaus die häufigsten. In Gruppe 2 ist die psychische Überempfindlichkeit, in 3 die Unempfindlichkeit, Stumpfheit geschildert, zwei Gegensätze, wie bei den Zykloiden heiter und traurig (manisch-depressiv). Kretschmer sagt: „Die schizoiden Temperamente liegen zwischen den Polen reizbar und stumpf." „Den Schlüssel zu den schizoiden Temperamenten aber hat der, der klar erfaßt hat, daß die meisten Schizoiden nicht entweder überempfindlich oder kühl, sondern daß sie überempfindlich und kühl zugleich sind."

Das Mischungsverhältnis zwischen diesen beiden schizoiden Temperamentsqualitäten nennt man die „psychästhetische Proportion", ganz wie die Stimmungsproportion bei den Zykloiden das Verhältnis zwischen heiterer und depressiver Stimmungslage ausdrückt. Während jedoch die zykloide Stimmungsproportion in sich immer wiederholendem Wechsel wiederkehrt, verändert sich die psychästhetische Proportion der Schizoiden „schubweise, ohne wieder zum Ausgangspunkt zurückzukehren". Die kritische Zeit sind besonders für den Schizoiden die Pubertätsjahre, welche ihn meist in weit höherm Maße alterieren als den gesunden Durchschnittsmenschen.

Dabei besteht die Erfahrung, daß im Laufe der Lebenszeit nach einem hyperästhetischen Stadium allmählich die affektive Ansprechbarkeit des Schizoiden nachläßt, und zwar seiner Anlage entsprechend, in der Richtung, daß alles außer seinem persönlichen Ich das Interesse für ihn verliert und dieses letztere sich nur noch auf seine Person konzentriert. „Dieses Mißverhältnis bei Absterben der allopsychischen und noch überempfindlichen autopsychischen Resonanzen läßt maßlose Grade von Selbstüberschätzung oft gesetzmäßig aus sich hervorgehen."

In Wirklichkeit wird es wohl kaum zur vollen Ausbildung absoluter Hyperästhesie oder Affektlosigkeit führen, sondern es wird sich immer um die Art des Mischungsverhältnisses zwischen beiden drehen. Auch werden nicht alle Schizoiden den typischen Weg vom hyperästhetischen zum anästhetischen Pol gehen, sondern häufig an einer Station definitiv halt machen.

Ein Temperamentssymptom der Schizoiden, der von Bleuler so genannte „Autismus", das oben schon berührte „In sich zurückziehen" richtet sich naturgemäß ganz nach der psychästhetischen Proportion: Je empfindlicher der Schizoide, desto sorgfältiger wird er sich vor allen Außenreizen abschließen; die Anästhetiker zeigen einfach ausgesprochenen Mangel an Affekt und gemütlicher Erregbarkeit, wie man es am ausgeprägtesten bei den Endzuständen der Dementia praecox beobachten kann.

Meistens jedoch ist der Autismus aus beiden Anteilen des Temperaments gebildet, „oft in einem Atemzug Kälte und zugleich flehentliches In-Ruhe-gelassen-sein-wollen. Krampf und Lähmung in einem Bild."

Diesen psychästhetischen Verhältnissen entspricht die ganze Art der sozialen Einstellung der Schizoiden. Sie sind nämlich „entweder absolut ungesellig, oder eklektisch gesellig im kleinen geschlossenen Zirkel oder oberflächlich gesellig ohne tiefern seelischen Rapport mit der Umgebung."

Aus der ablehnenden Einstellung Schizoider gegen die Außenwelt resultiert ein für den Beobachter auffallendes Benehmen, welches in Schüchternheit oder in kühlem, mürrischem oder brutalem Verhalten seinen Ausdruck findet. Der Schizoide hat dann etwas Beobachtendes, Lauerndes, manchmal Heimtückisches in seinem Wesen; man merkt, er fühlt sich unsicher, ist mißtrauisch allem Neuen gegenüber.

Eine anscheinende Gutmütigkeit Schizoider basiert — im Gegensatz zu der von Herzen kommenden warmen Freundlichkeit der Zykloiden — mehr auf einem Nachgeben „gegen die Wünsche der Außenwelt aus Indolenz, gemischt mit der nüchternen Ängstlichkeit, sich ihnen zu widersetzen."

Diese schizoide Schüchternheit mit ihrer gesperrten, steifen Unnahbarkeit bietet leise Anklänge an das Verhalten Katatonischer, sie ist ein „hyperästhetischer Einstellungsaffekt beim Eintritt fremder Personen in den autistischen Bannkreis der schizoiden Persönlichkeit."

Die bei Schizoiden nicht seltene stille Schwärmerei für Natur oder Bücher entspringt in ungemischten Fällen stets dem Bedürfnis, für den gemiedenen Verkehr mit Menschen sich Ersatz zu schaffen.

In andrer Form treten sie als „mürrische Sonderlinge" auf, die in möglichst hermetischer Abgeschlossenheit ihr Dasein mit Grübeln verbringen, oder auch als „Prophetentypen", welche mit mystischen, verschwommenen Ideen ihre gleichgesinnte Gemeinde um sich scharen.

Im geselligen Verkehr mit andern Menschen verhalten sich die Schizoiden äußerlich unterschiedlich: Entweder sie sind, wie wir sahen, einfach ungesellig. „Sie knurren oder laufen weg, wenn jemand kommt; oder sie sitzen da und fühlen sich gequält." Oder sie lieben nur einen „aristokratisch" abgeschlossenen kleinen Kreis, womit sie ihrer Tendenz nachgehen, anders, besser sein zu wollen als andere Menschen, also wiederum eine Art erweiterten Autismus. „Die Freundschaft solcher Schizoiden ist scharf ausgewählte Einzelfreundschaft." Oder drittens: Der Schizoide beteiligt sich äußerlich oberflächlich am gesellschaftlichen Verkehr, ohne tiefern Konnex zu suchen und zu finden, „kühl-gewandt" oder „indolent-ironisch", ohne innere Anteilnahme.

Im Liebesleben ist der Schizoide entweder überspannt in seiner Zuneigung oder schroff kalt. „Entweder Heilige oder Megäre, dazwischen gibt es nichts."

Genau so steht es mit der allgemein sozialen Einstellung des Schizoiden: Endweder kalt und egoistisch im Extrem, oder aber sein Autismus ist insofern auf eine Sonderstellung unter der übrigen Menschheit gerichtet, als der Schizoide als„ Menschenbeglücker", „Weltverbesserer", „Musterpädagoge" und ähnliches doktrinär und starr sein Ziel verfolgt und unter Hintansetzung eigener Bedürfnisse zu größten persönlichen Opfern schreitet. Solche Personen können, ihren oft außergewöhnlichen Fähigkeiten entsprechend, sozial ungemein wertvolle Existenzen darstellen.

Einen besonders zu erwähnenden Faktor bildet die Art der schizoiden Reaktion auf äußere oder innere Reize, welche sich durch Schüchternheit und stilles, scheues Wesen charakterisiert. Bleuler nennt eine Art dieser Reaktionsweise „Affektsteifigkeit", welche entweder als gespreiztes, geschraubtes Benehmen oder als „hastiges", „fahriges" oder „zappeliges" Wesen hervortritt.

Aus diesen zwei Grundformen des psychomotorischen Ausdrucks ergeben sich Abarten wie: Stilisiertes, verhaltenes Benehmen.

(„aristokratischer Symptomkomplex"), oder auch aufrechte Straffheit bei schizoiden „Herrennaturen von ausgesprochener Zähigkeit und Charakterstärke".

Bei den Zykloiden haben wir gesehen, daß ihre Temperamentskurve sich in relativ ruhigen Übergängen zwischen „heiter" und „traurig" bewegt. „Schizoide Menschen dagegen, soweit sie psychisch reaktionsfähig geblieben sind, haben häufig einen springenden Temperamentstypus, sie haben keine runde, wellige, sondern eine abrupte, zackige Affektkurve". Der Psychiater kann diese Affekteigenheit in ihrer ausgebildetsten Form täglich an den schweren explosiven Entladungen sonst starr in sich verkapselter Katatoniker beobachten. Aber auch bei nicht geisteskranken Schizoiden kann man diese Temperamentseigentümlichkeit oft in etwas mildern Formen, doch immerhin noch brüsk genug, erleben und dabei feststellen, daß die Schwingungen ihrer Gefühle sich ohne vermittelnden Ausgleich zwischen Extremen vollziehen, wie wir es z. B. bei der Erotik dieser Menschengruppe hinweisend berührten: Heilige oder Megäre, Busenfreund oder Todfeind, Genie oder Dummkopf. Das ist Überspanntheit, welche man nicht mit der sich über affektive Mittellagen hinweg bewegenden hypomanischen Überschwänglichkeit verwechseln darf. Das Abrupte, das Unvermittelte drückt dem schizoiden Temperament seinen typischen Stempel auf. Familienväter, die, äußerlich, dem Anschein nach (!) die Seelenruhe, das Phlegma selbst, durch brutale Ausbrüche von Jähzorn der Schrecken ihrer Angehörigen sind, bilden zu diesem Temperamentstyp eine gute Illustration. Wochen hindurch still, wortkarg, verdrossen, mürrisch oder auch gleichgültig, sammeln sie doch alle kleine Ärgernisse in ihrem Innern, bis die Spannung zu einer solchen Entladung führt. Man beachte den grundsätzlichen Unterschied zwischen dieser Art von Affektentladung und dem gelegentlichen zornigen Aufbrausen des alle auf ihn einströmenden Eindrücke sogleich verarbeitenden Hypomanikers! Der schizoide Jähzorn hat in der latenten Affektanstauung seine Ursache, der Hypomanische poltert rasch seinen Zorn heraus, wenn ihm etwas nicht zusagt.

Mit diesen charakterologischen Eigenschaften der Schizoiden stimmen auch die Bilder von schizothymen Durchschnittsmenschen in ihren Grundzügen überein, von denen Kretschmer einige als Beispiele anführt:

1. Die vornehm Feinsinnigen mit hochempfindlichem Nervensystem, allem Häßlichen abhold. Gesellig nur in streng ausgewähltem, vornehmem Kreise. In ihrem Äußern peinlich, eitel. Sehr empfindsam und im persönlichen Verkehr leicht verletzbar. „Entweder schwärmerisch ekstatisch oder schneidend kühl und schroff ablehnend." Feiner Sinn für Kunst, manchmal zur Blasiertheit neigend. In ihren Gefühlen „nicht wurzelecht", sie sind deshalb innerlich unsicher, „irisierend und ironisierend" und wahren trotz liebenswürdigen, feinen, verbindlichen Wesens doch immer „die Distanz". Von vornehmer und lauterer Gesinnung, lehnen sie doch die Not einzelner als unästhetisch ab. Im ganzen ein „hochwertiger Typ", neigt jedoch — degenerativ beeinflußt — zur Gruppe der Blasierten und Dekadenten.

2. Die weltfremden Idealisten meist still für sich, mit einer Lieblingsidee beschäftigt, dem Leben gegenüber unsicher, im Verkehr schüchtern, linkisch, steif, nur mit lange Bekannten zutraulicher. Bald selbstbewußt, bald an ihrer Leistungsfähigkeit zweifelnd. Gegen Äußerlichkeiten oft übermäßig gleichgültig. Nach außen hin entweder „sarkastisch, nervös,

reizbar oder mürrisch abweisend" oder kindlich weltfremd. Einige dieser Idealisten sind nicht menschenscheu und vertreten auch öffentlich ihre Überzeugung als Tugendredner, bald enthusiastisch schwungvoll, bald pharisäisch selbstgenügsam. „In guten Legierungen prächtige, scharfe Charakterköpfe von durchgreifender sittlicher Energie, Größe und Reinheit der Gesinnung."

3. Die kühlen Herrennaturen und Egoisten sind „unempfindlich gegen Gefahr, straff, kalt, zum Befehlen geboren", von ausgeprägtem Standesgefühl und Ehrbegriff, deshalb äußerst leicht verletzbar, tragen lange nach. „Streben nach Recht und Billigkeit", sind jedoch unduldsam gegen Andersdenkende, können sich nicht in sie hineinfühlen, wissen aber Leistungen derselben wohl zu bewerten. Dienstlich straff, verstehen sich nicht auf individuelle Menschenbehandlung; andere wieder mehr „kühl gewandt, lässig ironisch", biegsam skrupellos, nüchtern „ehrgeizig, erfolgreich und etwas intrigant". In andern Lebensverhältnissen zeigen sich die gleichen Typen als „starre, geizige, eigensinnige, herrschsüchtige Hofbauern und Haustyrannen".

4. Die Trockenen und Lahmen. „Kein Witz und kein Feuer. Lächeln schwach, drücken sich still. Haben linkische Gebärden. Erstaunlich schweigsam, geradezu stumm, einige auch fad geschwätzig. Ein wenig freundlich, ein wenig feindlich, Trocken. Geborene Subalterne. Oder stille Gecken. Oder vermooste Hinterwäldler mit hypochondrischen Grillen."

Auch hier seien — als Gegenstück zu den Zyklothymen — einige hervorragende Beispiele aus der Geschichte genannt.

Als rein schizothyme Dichtertemperamente führt Kretschmer an: Schiller, Körner, Uhland, Tasso, Hölderlin, Novalis, Platen, die er den Gruppen der Pathetiker, Romantiker und formvollen Stilkünstler zuteilt.

Die Genannten sind alle „schlank oder schmal und hager. Schöne Winkelprofilformen zeigen Uhland, Tasso, Novalis und Platen". Auch Strindberg welcher später schizophren erkrankte, war vorwiegend Vertreter des schizothymen Typus.

Die Expressionisten in der bildenden Kunst sind ausgesprochen schizothym.

Von schizothymen Gelehrtennaturen sind genannt: Newton, Kant, Schelling, Spinoza, Fichte, Schleiermacher, Melanchthon u. a.

Weiter können wir hier diese sich ins Genealogisch-Historische verlierenden Probleme, so interessant und lehrreich sie wären, nicht verfolgen. Wenn wir alles, was wir nach Kretschmer im Vorstehenden über Konstitution und Temperamente zusammenfassend geschildert haben, vor unser geistiges Auge stellen, so müssen wir zugestehen, daß die Lehren und Deduktionen, die Kretschmer entwickelt, gerade für den psychotherapeutisch tätigen Arzt außerordentlich wertvolle Fingerzeige enthalten, auch wenn über manches darin Gesagte noch nicht das letzte Wort gesprochen ist.

Wir begeben uns nunmehr auf speziell neurologisches und psychiatrisches Gebiet und versuchen, durch kurze Abrisse der wichtigsten hierher gehörigen Krankheitsbilder die Deutung der weiter oben geschilderten Symptome insoweit zu erleichtern, als jene für den Praktiker mit Hinblick auf das hier verfolgte Ziel in Betracht kommen können. Diejenigen Krankheiten, welche selten sind oder differentialdiagnostisch nicht in Frage kommen und uns deshalb hier nicht interessieren, lasse ich unerwähnt.

Bezüglich der Schädigungen und der sich daran anschließenden Erkrankungen der peripheren Nerven sei zunächst darauf hingewiesen, daß bei den daraus resultierenden Lähmungen die charakteristisch gruppierten motorischen Ausfallserscheinungen mit den begleitenden Störungen der Reflexfunktion und der elektrischen Erregbarkeit fast ausnahmslos durchaus im Vordergrunde stehen. Die Diagnose der Läsionen einzelner Nerven ist daher bei Kenntnis der anatomischen Verhältnisse nicht schwierig, außer in den Fällen, bei denen die Lähmungserscheinungen nur geringfügig sind und ihre Abgrenzung nicht deutlich erkennbar ist. Auch bei primären Gelenkerkrankungen mit Funktionsbehinderung infolge Inaktivitätsatrophie der benachbarten Muskelgruppen kann zu Unklarheiten Anlaß bestehen; genaue Untersuchung der Gelenke ist deshalb unerläßlich.

Die Symptome der oberen, unteren und totalen Plexuslähmungen, der Radialis-, Medianus- und Ulnarislähmung, der Peroneus- und Tibialislähmung, setze ich als bekannt voraus.

Neuralgien sind ebenfalls Erkrankungen meist eines einzelnen Nervenbezirks, welche in anfallsweise auftretenden, oft ungemein heftigen Schmerzen innerhalb dieses Bezirkes bestehen. Dem Schmerzanfall geht gewöhnlich ein kurzes Vorstadium von Parästhesien voraus, nach welchem dann die Schmerzen sich rasch zu äußerster Heftigkeit steigern; ihr Sitz kann vom Kranken genau dem Nervenverlauf entsprechend angegeben werden, außer wenn in alten und sehr schweren Fällen die Schmerzen sich durch Irradiation auch über die Umgebung verbreiten. Die Dauer ist verschieden, Minuten bis Stunden.

Sensible Reize, Bewegungen des erkrankten Körperteils, wie Kauen bei Quintusneuralgie, Gehen bei Ischias, ferner auch Husten, Pressen, seelische Erregungen, Witterungswechsel werden als auslösende Ursachen des neuralgischen Anfalls beschuldigt.

Von einzelnen Neuralgien sind vor allem zu nennen: Die Trigeminusneuralgie, meist in einem der drei Äste, häufig verursacht durch Erkrankungen der Nase und ihrer Nebenhöhlen und besonders der Zähne. Typische Druckpunkte: Foramen supraorbitale (Ram. I), Foramen infraorbit. (Ram. II), Foramen mentale (Ram. III).

Ferner die häufigste aller Neuralgien, die Ischias. Als Ursachen gelten besonders: Erkrankungen der Knochen des Beckenrings, Uterusverlagerungen, Tumoren und Exsudate im Becken, chronische Obstipation. Wichtig für die Differentialdiagnose gegenüber psychogenen Schmerzen ist das Laseguesche Zeichen: Heftige Schmerzen im Ischiadikusgebiet bei starker Beugung des gestreckten Beines im Hüftgelenk, sofortiges Nachlassen der Schmerzen bei Beugung im Kniegelenk. Druckpunkte bei Ischias: Foramen ischiad. maj., Glutäalfalte, Kniekehle, Wadenmitte, Fibulaköpfchen.

Eine Krankheit sei hier eingefügt, über deren Natur, Ursachen und Entstehung noch keine Klarheit besteht, die Migräne.

F. Kraus (Krankheiten des Nervensystems, II. Teil in I. von Merings Lehrbuch der inn. Medizin), welcher wohl die neueste Anschauung berücksichtigt, äußert sich über diese eigenartige Krankheit dem Sinne nach: „Die Migräneanfälle sind charakteristiert durch ihre Aura, das plötzliche Auftreten, das typische Ansteigen, die begleitende Prostration und das sehr häufig vorhandene Erbrechen! Die meist morgens als Kopfweh einsetzenden Anfälle treten oft in Pausen von Monaten auf und werden nicht selten angekündigt von Flimmerskotom oder anderen Sehstörungen, wie Hemiopie, bisweilen sogar Amaurosis. Häufig sind Anfälle von rasenden Schmerzen und Überempfindlichkeit für Sinneseindrücke. Meist gegen Ende des Anfalls, der bei ganz schweren Fällen bis zu 12 Stunden dauern kann, Erbrechen, bisweilen auch plötzliche wässerige Diarrhöen. Während des Anfalls meist blasses Gesicht und enge Pupillen."

Über die Ursachen wird gesagt, daß direkte Heredität (Migräne bei Eltern) oder neuropathische Belastung den wichtigsten Faktor bildet. Als auslösendes Moment bei vorhandener Anlage werden genannt: Überarbeitung, Eisenbahnfahrt, Exzesse, Gemütserregungen, schwächende Erkrankungen, Menstruations-, Magen-, Darm-, Genitalstörungen usw.

Das Wesen der Migräne ist unbekannt. Vielfach wird auf eine Verwandtschaft der Migräne mit der Epilepsie hingewiesen, ohne sie jedoch gerade als epileptisches Äquivalent bezeichnen zu wollen.

Migräneähnliche Zustände bestehen auch nicht selten bei den Psychoneurosen (s. unten). Diese Fälle sind dann auch psychotherapeutisch zu fassen.

Die symmetrische Polyneuritis, meist durch Alkoholismus oder chronische Bleiintoxikation verursacht, bietet das Bild ziemlich gleichmäßig auf beide Körperhälften verteilter Nervenlähmungen (Peronei, Tibiales, Radiales, Mediani, Ulnares usw.). Atrophie, Entartungsreaktion! Auch die postdiphtherischen Gaumen- und Augenmuskellähmungen gehören in diese Gruppe.

Von Rückenmarkserkrankungen sind als die wichtigtsen zu erwähnen:

Querschnittsmyelitis und Rückenmarkstumor, bei denen die willkürliche Bewegung und Sensibilität aller Teile, welche vom Rückenmark unterhalb der erkrankten Stelle versorgt werden, aufgehoben sind.

Tabes dorsalis (Degeneration der Hinterstränge, der hinteren Wurzeln des Rückenmarks und einzelner Gehirnnerven und ihrer Kerne): Analgesie und Anästhesie am häufigsten an Füßen und Unterschenkeln. Gürtelförmige Zonen am Rumpf. Lanzinierende Schmerzen in den Beinen. Ataxie, Romberg. Fehlen der Patellar- und Achilles-Sehnenreflexe. Reflektorische Pupillenstarre! Augenmuskellähmungen. Blasenstörungen. Gastrische Krisen.

Spinale Kinderlähmung (Degeneration der grauen Vorderhörner): Oft epidemisch, mit Fieber beginnend, fast immer bei Kindern. Schlaffe Lähmung einzelner Muskelgruppen oder ganzer Extremitäten, welche später teilweise zurückgeht und unter hochgradiger Degeneration der gelähmten Muskeln stationär wird. Sehnenreflexe innerhalb des Lähmungsbereichs erloschen. Keine Blasen- und Mastdarmstörungen.

Zerebrale Kinderlähmung: Ursache sind häufig Schädeltraumen vor, während oder nach der Geburt, die zu Hirnblutungen führen, vor allem infolge schwerer und protrahierter Geburten. Im Gehirn alter Fälle findet man oft Erweichungsherde, Narben, Defekte der Rinde (Porenzephalien). Symptome sehr mannigfaltig: Unter anderm Diplegien, Hemiplegien, zunächst schlaffen, dann spastischen Charakters, mit meist stark ausgebildeten Kontrakturen (s. Abb. 6) und Rigidität der Muskulatur, Wachstumshemmung der betroffenen Seite. Epileptische Anfälle und Intelligenzdefekte.

Spastische Spinalparalyse (Erkrankung besonders der Seitenstränge): Spastischer Gang, Steigerung der Sehnenreflexe. Babinski! Keine Störungen der Sensibilität und der Blasenfunktion.

Progressive Bulbärparalyse (langsam fortschreitende Degeneration der motorischen Kerne in der Medulla oblongata: Hypoglossus, Fazialis, Trigeminus, Glossopharyngeus, Vagus, Akzessorius): Atrophie und Lähmungen in Lippen, Zunge, Gaumen, Kehlkopf, dadurch echte artikulatorische oder dysarthritische Störung der Sprache, Erschwerung des Schluckens, Abmagerung der unteren Gesichtshälfte.

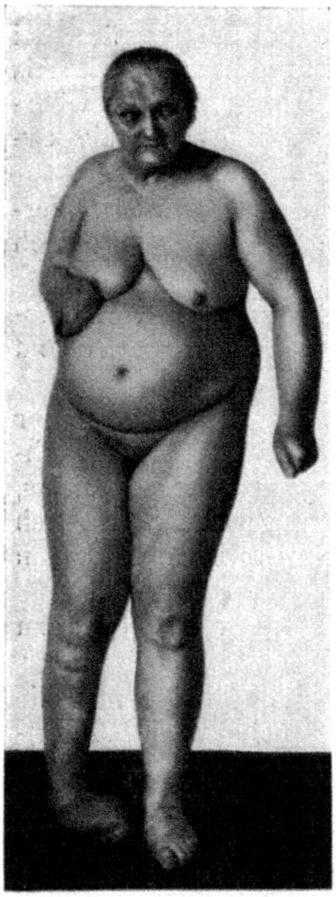

Abb. 6. Zerebrale Kinderlähmung mit Kontrakturen und Wachstumshemmung der rechten Körperhälfte.

Multiple Sklerose (zahlreiche derbe sklerotische Herde in Rückenmark und Gehirn): Spastisch-paretischer Gang (s. Abb. 7), häufig Ataxie. Anfangs nicht selten Neuritis optica, später meist temporale Abblassung der Papille. Bei ausgebildeter Krankheit: Nystagmus, Intentionstremor, skandierende Sprache (Charcots Kardinalsymptome). Steigerung der Sehnenreflexe (Fußklonus). Babinski! Abschwächung oder Fehlen der Bauchdeckenreflexe. Häufig Blasenstörugen. Bisweilen psychische Symptome (Gedächtnisschwäche), Zwangslachen und Zwangsweinen. In vielen Fällen apoplektiforme Anfälle.

Syringomyelie (fortschreitender degenerativer Prozeß im Rückenmark mit Bildung von Hohlräumen in diesem und erheblicher Gliawucherung). Geburtstraumen, Rückenmarkskompression, Lues, Meningitis, Gefäßerkrankungen können ätiologisch in Betracht kommen.

Symptome: Muskelatrophien (nicht in allen Fällen!), meist an den Händen beginnend, oft auch am Schultergürtel. Spasmen in den Beinen (Fußklomus, Babinski). Analgesie, Thermoanästhesie (häufige Verbrennungen!), trophische Störungen. Hautaffektionen (Urtikaria). Spontanfrakturen. Bisweilen partieller Riesenwuchs. Bei den bulbären Formen: halbseitige Atrophie der Zunge, Schluck- und Sprachstörungen. Beginn: meist in jugendlichem Alter. Dauer: nicht selten 20 Jahre und darüber.

Als Übergang von den bis hierher erwähnten, vorwiegend rein nervösen zu den psychischen Erkrankungen ist hier eine Gruppe von Krankheiten einzuschieben, welche Aschaffenburg unter der Bezeichnung „Psychasthenische Zustände" zusammenfaßt; er verweist sie in das Grenzgebiet zwischen geistiger Gesundheit und geistiger Erkrankung und betont, „daß die psychasthenischen Zustände, deren Symptome sich größtenteils im Seelenleben abspielen oder vom psychischen Leben abhängig sind, als leichte Formen psychischer Erkrankung anzusehen sind".

Der genannte Autor rechnet unter diese Gruppe: Die Hysterie, die akute nervöse Erschöpfung, die konstitutionelle Neurasthenie, die traumatische Neurose, das Zwangsdenken und die Migräne.

Einen Teil von diesen Störungen, die Hysterie, die Neurasthenie und die Zwangsvorstellungen faßt Lewandowski unter dem Namen der Psychoneurosen zusammen. Wir werden die genannten Krankheitsbilder, als besonders wichtiges Betätigungsfeld der Psychotherapie, zweckmäßiger im nächsten Kapitel bei der Abgrenzung der Indikationen abhandeln.

In diesem neurologisch-psychiatrischen Abschnitt seien nur noch die wichtigsten und für uns differentialdiagnostisch in Frage kommenden Geisteskrankheiten kurz in ihren klinischen Symptomen skizziert.

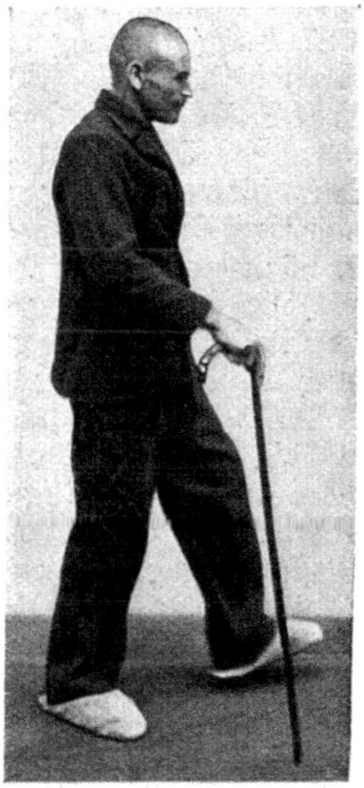

Abb. 7. Spastisch-paretischer Gang bei multipler Sklerose.

Wir wollen mit der „massivsten" Geistesstörung, der progressiven Paralyse, beginnen. Grundsätzlich kann man sich merken: Wenn uns ein Geisteskranker mit reflektorischer Pupillenstarre und artikulatorischer Sprachstörung nebst typischem Silbenstolpern vorgeführt wird, so dürfen wir mit Sicherheit die Diagnose auf progressive Paralyse stellen:

Anamnestische Daten: Keine hereditäre Veranlagung im Sinne anderer Psychosen. Erkrankungsalter meist zwischen 30 und 50 Jahren nach früherer geistiger Gesundheit. Luetische Infektion (etwaige Fehlgeburten) der Frau. Körperlich: Entrundete Pupillen, reflektorische Pupillenstarre und artikulatorische Sprachstörungen. Hochgradige Steigerung der Kniesehnenreflexe (Patellarklonus!) oder Fehlen derselben. Oft bereits Ataxie und Babinski. Psychisch: Typisch ist zunehmende geistige Abschwächung bis zu tiefster Demenz, Vergeßlichkeit, Urteilsschwäche, oft gänzliche Einsichtslosigkeit und blöde Euphorie. Nicht selten kritikloser Größenwahn und ethische Defekte (unordentliche Kleidung, Neigung zu Unsauberkeiten usw.).

Manisch-depressives Irresein (Kraepelin): Anamnese: Häufig erbliche Veranlagung. Erste Erkrankung meist zwischen dem 15. und 25. Lebensjahre. Verlauf: in Anfällen manischer Erregung und depressiver Verstimmung, dazwischen Zeiten geordneten Verhaltens. Körperlich: Keine charakteristischen Veränderungen. Geistig: In der manischen Phase: Heitere Erregung mit Bewegungs- und Rededrang (Ideenflucht), Vielgeschäftigkeit, Plänemachen, Größenideen, oft erotisches Wesen; meist Störung des Schlafs. Bisweilen leichtere Grade manischer Erregung, sog. Hypomanie. In der depressiven Phase: Traurige Verstimmung, ängstliches Wesen, Denkhemmung, Willensschwäche, subjektives Insuffizienzgefühl. Häufig Versündigungswahn, Verarmungswahn, Selbstanklagen und damit verbundene Angst vor Bestrafung.

Dementia praecox: 1. Katatonische Form: Erkrankung meist im Entwicklungsalter (15.—25. Jahr). Häufig Heredität. Katalepsie, Maniriertheit, Stereotypien (s. Abb. 5). Körperlich: Nicht selten Entrundung, Differenz und träge Reaktion der Pupillen (doch kein Argyll-

Robertson!). Hie und da epileptiforme Anfälle. Geistig: Stupor oder triebartige Erregung, flache Affektivität, Negativismus, Stereotypien, Maniriertheit, Zerfahrenheit. Häufig Mutazismus. Auffassung und Gedächtnis zunächst gut, doch allmählich geistige Abschwächung.

2. Hebephrenische Form: Vorwiegend gemütliche Abstumpfung. Zerfahrenheit bei oft gut erhaltener Orientierung. Urteilsschwäche.

3. Dementia paranoides: Meist Verfolgungs- und Größenwahnideen; Sinnestäuschungen, körperliche Beeinträchtigungsgefühle. Fortschreitende geistige Schwäche.

Deliriöse Zustände: Schnell vorübergehende Verwirrtheit mit zahlreichen Sinnestäuschungen und lebhafter Wahnbildung. Traumartige Auffassung der Lage. Meist starke motorische Unruhe. Delirien kommen vor bei Infektionskrankheiten (Anamnese! Fieber!), bei chronischem Alkoholismus (ebenfalls Vorgeschichte; nicht selten vorausgegangene Krampfanfälle; sodann körperliche Zeichen des Trinkers: Tremor, starke Schweißabsonderung, Albumen im Harn, Herzstörungen), bei Epilepsie (sonstige Zeichen dieser Krankheit und Vorgeschichte) und bei Hysterie (s. nächstes Kapitel).

Die Besprechung der seltenen geistigen Erkrankungen und derjenigen, welche differentialdiagnostisch gegen die im folgenden zu schildernden Störungen nicht in Frage kommen, wie Imbezillität, Idiotie, Kretinismus u. a. dürfen wir uns erlassen.

Vielmehr wollen wir nun im anschließenden Kapitel die psychotherapeutisch wichtigen Krankheitsbilder betrachten, dabei vor allem die Abgrenzung der Indikationen vornehmen und den für die Differentialdiagnosen gegenüber den bisher genannten Krankheitsbildern belangvollen Punkten besondere Beachtung schenken.

IV. Abgrenzung der Indikationen für psychotherapeutisches Vorgehen; die „Psychoneurosen“; differentialdiagnostische Hinweise.

Für den praktischen Arzt, der sich auch mit seelischer Krankenbehandlung befassen will, lautet naturgemäß die erste Frage: „Welche Fälle kommen für mich in Betracht?“

Die Indikationen für psychische Behandlungsweise sind heute nicht mehr so eng begrenzt, wie sie von manchen Autoren noch vor wenigen Jahren gestellt wurden, nachdem man in einer noch früheren Zeitperiode nach der anderen Seite über das Ziel hinausgeschossen war. Heute sind wir soweit, daß die gesamte Psychotherapie, deren einzelne Methoden im nächsten Abschnitt zur Darlegung kommen sollen, nur auf Grund klarer Indikationen zur Arbeit sich bereit findet. Weder die eine noch die andere psychische Behandlungsweise hat ein ausschließliches Vorrecht zu beanspruchen; vielmehr hat jede ihr eigenes Wirkungsgebiet, auf welchem sie ihre beste Kraft entfalten kann.

Das Endziel jeder Behandlung ist die Beseitigung des Grundleidens. Freilich wird dies, wie in anderen Disziplinen, auch in der Psychotherapie nicht immer glücken und ein unerreichbares Ideal bleiben. Oft und oft werden wir uns damit zufrieden geben müssen, die quälenden und lästigen Symptome abzustellen; aber auch dafür wird mancher Patient dankbar sein.

Ganz allgemein wird man sagen können: Wer den Forderungen, welche das Leben an ihn stellt, nicht gewachsen ist und subjektiv darunter leidet, wer Schmerzen oder Beschwerden hat, welche durch andere medizinische Methoden nicht gebessert wurden, der sollte wohl auf jeden Fall Hilfe beim Psychotherapeuten suchen!

Deshalb möge auch der praktische Arzt sich nicht allzu enge Grenzen für seine psychotherapeutische Betätigung ziehen, wofern er nur immer weiß, wie weit er gehen und was er im einzelnen Falle erzielen will und erwarten darf. Besonders solche Erkrankungen, Krankheitssymptome und Behandlungsmethoden, welche nicht allzusehr die Zeit des Arztes belasten, werden sich für den Praktiker draußen eignen, die anderen überweise er dem Spezialisten. Auch dann wird für ihn noch eine reiche Auswahl dankbarer Fälle übrigbleiben. So kann er zunächst bei einer Reihe organisch bedingter Krankheiten quälende Symptome oft in weitgehendem Maße psychotherapeutisch beeinflussen. Die folgenden Hinweise, welche z. T. der Abhandlung von J. H. Schultz in H. Vogt, Handb. d. Ther. d. Nervenkrankh. entnommen sind, werden dem Leser bei der Auswahl geeigneter Fälle vielleicht öfters einen willkommenen Fingerzeig bieten.

Nicht selten hat der Arzt die Möglichkeit, durch relativ einfache und wenig Zeit beanspruchende psychische Eingriffe seinen Lungenkranken Husten und Schmerzen zu beeitigen oder zu lindern, ohne sie mit Narkotizis durchtränken zu müssen; ferner kann er — auch das gehört zu den ärztlichen Pflichten — dem Tode Verfallenen auf gleiche einfache Weise in vielen Fällen Euthanasie verschaffen.

Es sei mir gestattet, ausdrücklich darauf hinzuweisen, daß bei den erwähnten und noch anzuführenden Beispielen nur psychische Behandlungsweisen ins Auge gefaßt sind, und daß diese nicht als nur möglicherweise wirksam empfohlen werden, sondern in vielen Hunderten von Fällen durch ernste und kritische Ärzte erprobt und von segensreicher Wirkung befunden worden sind.

In Krankheiten der Zirkulationsorgane gelingt recht häufig Beruhigung bei Tachykardie und Beseitigung der Anfälle von Angina pectoris.

Von Magendarmkrankheiten wurden Fälle, die von anderer Seite als Ulcus ventriculi diagnostiziert waren, durch rein psychische Behandlung restlos und für dauernd völlig beschwerdefrei gemacht; ebenso wurden Enteritis und Kardiospasmus beseitigt.

In der Chirurgie hat man Eingriffe während hypnotisch hervorgerufener Analgesie schmerzlos durchgeführt. Prof. Friedländer-Freiburg befürwortet die Hypno-Narkose zum Zwecke sparsameren Verbrauchs von Narkosemitteln und dadurch erhebliche Verringerung der Narkosebeschwerden.

In der Gynäkologie und Geburtshilfe sind Menstruationsstörungen mancherlei Art und Hyperemesis gravidarum psychischer Behandlung sehr zugänglich, ebenso schwache Wehentätigkeit in der Geburt und Mängel bei der Laktation. Geburten in hypnotischer Analgesie sind zahlreich durchgeführt.

Ohrensausen, auch organisch bedingtes, wurde öfters mit gutem Erfolg behandelt, mangelhafte Hörfähigkeit verbessert.

Von den organischen Hirn- und Nervenkrankheiten verhalten sich alle wirklichen Psychosen absolut ungünstig, ebenso die Epilepsie, Chorea minor, Paralysis agitans und die organischen spastischen Zustände. Die in der Literatur veröffentlichten Fälle von Heilung solcher Zustände möge man mit größter Skepsis beurteilen. Nach meinen Erfahrungen rate ich, bei diesen Erkrankungen, vor allem bei den Geisteskrankheiten sich unnötige Mühe zu ersparen.

Hingegen sind bei der Tabes mit der Beseitigung lanzinierender Schmerzen, gastrischer Krisen, der Inkontinenz und mancher motorischer Störungen häufig recht beachtenswerte Erfolge erzielt. Ebenso ist bei jeder Ischias, Neuralgie und Migräne vor allen chirurgischen oder sonstigen schwer differenten Eingriffen auf jeden Fall zu einem Versuch mit psychischer Behandlung dringend zu raten.

Die Heilresultate bei Alkoholismus, Morphinismus, Schlafmittel- und Nikotinmißbrauch sind, da auch zahlreiche Dauererfolge erzielt wurden, außerordentlich ermutigend und machen psychotherapeutisches Vorgehen zur Pflicht bei allen Kranken, die noch nicht schwere psychische Schädigungen aufweisen. In diesen Fällen würde der obige bei den Psychosen gemachte Hinweis in Geltung treten.

Die nun folgenden Störungen fallen zum größten Teil bereits in das Gebiet der Psychoneurosen, treten jedoch auch so häufig als getrennte Einzelerscheinung in den Vordergrund des Krankheitsbildes, daß es nicht unzweckmäßig erscheint, sie hier gesondert vorweg zu nehmen.

Sogenannte traumatische Neurosen, Schreck- und Erwartungsneurosen (Bühnenfieber, Errötungsfurcht, Sprechangst, Schreibangst) sollen immer psychotherapeutisch angegriffen werden.

Schreibkrampf wird oft leicht günstig beeinflußt, Stottern hingegen bietet sehr häufig mühevollste Aufgabe.

Psychosexuelle Anomalien, wie nervöse Impotenz, gehäufte Pollutionen, Ejaculatio praecox, Vaginismus, Masturbation, Perversitäten usw. bieten der seelischen Behandlungsweise im ganzen ein sehr dankbares Feld; abgesehen von den bekannten schweren degenerativen Zuständen, welche ja fast immer mit erheblicher geistiger Schwäche einhergehen oder überhaupt auf imbezillem Boden erwachsen sind.

Die Enuresis nocturna, ein Leiden, welches Eltern, Kinder und — behandelnde Ärzte oft fast zur Verzweiflung treibt, zeigt sich psychischer Behandlung so eminent zugänglich, daß es eine grobe Unterlassungssünde wäre, sie nicht anzuwenden; man würde manchem Kranken unnötige und wirkungslose Quälereien ersparen.

Auch von manchen üblen Gewohnheiten, wie Nägelkauen, Schmutzereien, und ähnlichem wird man die jungen Patienten in den meisten Fällen auf relativ einfache Weise befreien können.

Nunmehr müssen wir uns einer Krankheitsgruppe zuwenden, welche oben schon wiederholt erwähnt wurde und für uns in diesem Zusammenhange von besonderem Interesse ist. Der Einfachheit halber folgen wir hier der Auffassung Lewandowskys, welcher die Neurasthenie, die Hysterie und die Zwangsvorgänge unter der Bezeichnung „Psychoneurosen" sammelt. Die akute nervöse Erschöpfung und die traumatische Neurose, Einzelbezeichnungen für Störungen aus der Gruppe der

„psychasthenischen Zustände" Aschaffenburgs, fallen bei Lewandowsky z. T. unter die Neurasthenie, z. T. unter die Hysterie, während die Migräne, wie wir oben sahen, ein besonderes Kapitel für sich bildet.

Mit der Psychoneurosengruppe müssen wir uns hier noch etwas eingehender beschäftigen, weil die in ihr zusammengefaßten Krankheitsformen, wie schon betont, ein recht erhebliches Kontingent aller für die Psychotherapie in Frage kommenden Fälle liefern.

Unter Psychoneurosen versteht Lewandowsky (Prakt. Neurologie f. Ärzte, J. Springer, Berlin 1917) die Krankheiten, deren Symptome nicht nur als psychische aufzufassen, sondern auch psychogen, d. h. durch psychische Ursachen ausgelöst sind. Dabei macht der genannte Autor den Vorbehalt, daß die neurasthenischen, die hysterischen, die Zwangssymptome, wie die nervösen Organstörungen nur in den seltensten Fällen praktische Krankheitseinheiten sind. Immerhin ist er der Anschauung, daß man sich nur durch die Aufstellung solcher symptomatologischer Einheiten in dem ganzen Gebiet orientieren kann. In der Praxis muss man sich dabei jedenfalls stets vor Augen halten, „daß die hier zu schildernden Symptome sich in mannigfacher Weise miteinander kombinieren können, denn sie entstehen alle auf demselben Grunde schwacher seelischer Veranlagung und werden ausgelöst und unterhalten durch die gleichen Ursachen mehr oder minder schwerer seelischer Beanspruchung."

Die vorbildliche und nicht leicht zu übertreffende Schilderung Lewandowskys (l. c.) über diese Krankheitsbilder diene dem Folgenden teilweise als Grundlage:

Die Neurasthenie bietet eine Anzahl von Symptomen dar, aus denen besonders die Schwäche mancher psychischer Funktionen hervorvorragt. Diese äußert sich vor allem in einer abnormen Ermüdbarkeit. Der Kranke kann nicht mehr so viel leisten wie früher und fühlt das selbst als einen für ihn höchst quälenden Mangel an Energie. Seine Leistungen werden außerdem beeinträchtigt durch ein Nachlassen des Gedächtnisses und eine immer mangelhafter werdende Fähigkeit, seine Aufmerksamkeit zu konzentrieren. Bei Versuchen, geistige Arbeit zu leisten, treten lebhafte Unlustgefühle auf, wie Eingenommensein, Schwindelgefühl, Kopfdruck und vor allem der beim Neurastheniker fast nie fehlende Ermüdungskopfschmerz; häufig besteht unregelmäßiger Tremor. In schweren Fällen treten diese Beschwerden schon nach den geringfügigsten Leistungen auf oder bestehen überhaupt dauernd.

Angstempfindungen leichteren oder schwereren Grades und häufig auch eine abnorme Reizbarkeit sind fast immer Begleiterscheinungen dieser Krankheit, welche für den Patienten selbst und für seine Umgebung sich recht unangenehm fühlbar machen. Andererseits beobachtet man auch Neurastheniker, die nichts weniger als reizbar sind, vielmehr meist ein weinerliches, weiches oder resigniertes Wesen zur Schau tragen.

Ein fast regelmäßiges Symptom sind die Schlafstörungen: Entweder können die Kranken nicht einschlafen oder sie wachen bald wieder auf oder wälzen sich in unruhigen und ängstlichen Träumen auf ihrem Lager.

Recht wichtig für die Beurteilung ist der Standpunkt des Neurasthenikers zu seiner Krankheit: Er betrachtet sie als einen wichtigen Faktor, mit dem er mehr und mehr zu rechnen gezwungen ist, beobachtet sein Handeln in erster Linie mit Bezug auf die Wirkung, die es auf seinen

Zustand ausübt und wird dadurch unfrei in seinem Tun. Er wird zum Sklaven seiner Krankheit, die ihm bei allen Gelegenheiten ihr Veto zuruft: So traut er sich nicht ins Bett, „weil er doch nicht schlafen kann", wagt sich an keine Arbeit, „weil er Kopfschmerzen davon bekommt", geht nicht aus, „weil er von Schwindel und Angst befallen wird" u. dgl. m.

Dieses krankhafte Gebahren streift schon fast an die sog. hypochondrischen Befürchtungen des Neurasthenikers: Aus diesen oder jenen zufälligen Mißempfindungen entnimmt der Kranke mit Hilfe seiner meist reichlich ausgestatteten „Aufklärungsbibliothek", daß er an beginnender Tabes, Paralyse, Syphilis oder ähnlichen schlimmen Krankheiten leiden könnte.

Nicht selten erstrecken sich die Hauptbeschwerden dieser Art auf einzelne Organe oder Organgruppen, Herz und Gefäße, Magen und Darm, Genitalien, so daß die gewöhnlich ziemlich allgemeinen Klagen dadurch mehr spezialisiert oder auch verdeckt werden. Die „Psychogenität" der geäußerten Beschwerden muß man natürlich in jedem Falle durch sorgfältigste Untersuchung per exlusionem körperlicher Ursachen feststellen, nötigenfalls fachärztlich feststellen lassen. Das ist recht wichtig, da sich zahlreiche diffuse Hirnerkrankungen wie auch andere Nervenkrankheiten organischen Ursprungs sich unter dem Bilde einer Neurasthenie ankündigen können.

Im Hinblick auf diese differentialdiagnostisch belangreiche Tatsache muß man fahnden auf: Hebephrenie und katatonische Erkrankungen, auf depressives Stadium des manisch-depressiven Irreseins, besonders aber auf progressive Paralyse, Arteriosklerose des Gehirns und multiple Sklerose. Alle diese — und noch andere — Erkrankungen können, vor allem in den Anfangsstadien, einer Neurasthenie verzweifelt ähnlich sehen, doch wird es jedem, der die oben beschriebenen Kennzeichen dieser Krankheiten genau beachtet und die Untersuchung gewissenhaft durchführt, fast sicher gelingen, einem Irrtum zu entgehen.

Die Zwangszustände, welche von manchen als Teilerscheinung der Neurasthenie oder der Hysterie aufgefaßt werden, können so in den Vordergrund des Krankheitsbildes treten und andere Symptome verdrängen, daß man sie auch als besondere Krankheitsgruppe abzugrenzen berechtigt ist. Zwangsvorstellungen kommen gelegentlich bei jedem Gesunden einmal vor, wie jeder aus seinem eigenen Leben weiß. Solange sie harmlose und nebensächliche Handlungen zum Ziele haben, z. B. das nochmalige Nachprüfen des Haustürschlosses, obwohl man weiß, daß man vorher die Tür versperrt hat, und ähnliches, wird man diese Vorstellungen nicht allzu tragisch nehmen müssen.

Etwas anderes ist es schon, wenn Leute sich aus „Bazillenangst" den Tag über unzählige Male die Hände waschen, wenn sie auf der Straße Obstreste, Orangenschalen und dergleichen sammeln, „damit niemand darüber fällt", wenn jemand den — wenn zunächst auch nicht verwirklichten — Zwang verspürt, sich aus dem Fenster zu stürzen, in der Kirche sich leise obszöne Worte zuzuflüstern und ähnliches mehr.

Wenn diese Zwangsvorstellungen gewöhnlich auch nicht soweit gehen, daß die Patienten dadurch in äußere Ungelegenheiten geraten, so erzeugen sie doch meist in den Kranken einen außerordentlich quälenden Zustand, welcher sie dann schließlich zum Arzte treibt.

Eine besondere Art von Zwangszustand ist die Platzfurcht, die darin besteht, daß der Kranke trotz besten Willens nicht in der Lage ist, einen größeren Platz zu überschreiten. Sie führt zu sehr schweren Angstzuständen, wenn der Patient sich trotz allem dazu zwingen will, der krankhaften Vorstellung entgegen zu handeln: Der Kranke gerät in einen ungemein heftigen Angstaffekt, wird blaß, zittert, bricht in Schweiß aus, bekommt Schwindelgefühl usw. Die gleichen Erscheinungen beobachtet man auch häufig bei Nichtausführung andersartiger Zwangsvorstellungen.

Das sog. Lampenfieber und die Errötungsangst nehmen unter den Zwangsvorstellungen insofern einen besondern Platz ein, als hier Ideenverbindung und Wirkung sich in eigenartigem Wechselspiel miteinander befinden: Beim Lampenfieber wird die Leistung in der Tat dadurch herabgesetzt, daß der Kranke vor dem Auftreten sich vorstellt, er könne heute nichts leisten. Bei der Errötungsangst errötet der Kranke wirklich, weil er stets in Furcht lebt, bei dieser und jener Situation erröten zu müssen. Wenn im einzelnen Falle auch nicht immer bewußte Überlegungen eine maßgebende Rolle spielen, so sind doch offenbar die kausalen Zusammenhänge ursprünglich in dieser Weise entstanden.

Zur Sicherung der Diagnose und Klärung der Frage, ob in dem jeweils vorliegenden Falle ein psychotherapeutisches Eingreifen Berechtigung hat, ist natürlich Vorbedingung, alle die genannten und andere in diese Gruppe gehörigen Zwangszustände mit Sicherheit von psychotischen Störungen abzugrenzen. Zwangsideen müssen von Wahnideen unterschieden werden. (s. voriges Kapitel), bei den ängstlichen Zuständen muß man durch Berücksichtigung aller Begleiterscheinungen (Wahnideen, geistige Hemmung usw.) klarstellen, ob sich nicht etwa hinter dem äußern Bilde die depressive Phase eines manisch-depressiven Irreseins verbirgt; kurz, es müssen auch hier aufs genaueste die Kriterien für und wider abgewogen werden, ehe man sich zur Diagnosenstellung und damit zur Einleitung einer bestimmten Therapie entschließt. Auf diese Notwendigkeit wurde am Anfang des III. Kapitels ja bereits hingewiesen.

Eine große Gruppe von Symptomen, welche mit dem Neurastheniekomplex verwandt und von ihm nicht in allen Fällen scharf abzugrenzen ist, wird mit dem Namen

Hysterie

bezeichnet.

Es wird in Laien- und auch Ärztekreisen nicht ganz selten mit der Anwendung dieser Bezeichnung etwas unbedachtsam vorgegangen, und zwar in einer Richtung, welche bisweilen geeignet ist, die Kranken dieser Art als Simulanten in Mißkredit zu bringen.

Freilich hat schon Charcot vor vielen Jahren in seinen Vorlesungen über „die Krankheiten des Nervensystems" seinen Hörern geraten, sich bei Hysterischen stets die Möglichkeit der Simulation vor Augen zu halten, sei es in dem Sinn, daß die Kranken vorhandene krankhafte Erscheinungen übertreiben, oder daß sie aus ihrer eigenen Phantasie eine vorgebliche Symptomatologie erschaffen. Zugleich hat er jedoch schon damals (1882) Mittel und Wege angegeben, Hysterische von Simulanten zu unterscheiden.

Um wieviel mehr müssen wir uns heute, wo uns ausgezeichnete Darstellungen der Hysterie mit klarer Abgrenzung der Symptome zur Verfügung stehen, vor einer Verwechselung hüten, welche zugleich eine Ungerechtigkeit gegen die Kranken sein würde!

Im Hinblick auf die Wichtigkeit der Hysterie bei der Erwägung der Anwendung psychischer Behandlungsweisen ist es vielleicht ratsam, wenn ich das, was heute über die Hysterie bekannt und anerkannt ist, hier noch einmal kurz zusammenfasse.

Alle hysterischen Symptome sind psychische, alle Lähmungen, Krämpfe, Sensibilitätsstörungen, Sehstörungen usw. sind ausschließlich psychisch bedingt, psychogen.

Wenn ein Patient eine hysterische Armlähmung hat, so ist an den peripheren Nerven, an Rückenmark, Medulla, Kleinhirn, Hirnstamm und selbst in der grauen Rinde keinerlei pathologische Veränderung zu finden, sondern die Lähmung hat einzig darin ihren Grund, daß in einem der Vorstellungs- oder Assoziationszentren, dem Kranken selbst unbewußt, die Vorstellung des „Nichtbewegenkönnens“ entsteht, die psychische Vertretung des Armes in dieser Richtung sozusagen ausgeschaltet ist.

Ebenso wie eine solche Parese werden auch alle anderen bei der Hysterie beobachteten Krankheitssymptome durch entsprechende Vorstellungen der Kranken hervorgerufen. Dadurch wiederum kommt es, daß die Symptome dieser Krankheit außerordentlich mannigfach und ebenso unerschöpflich sind, wie das Vorstellungsleben selbst. Und weil die hysterischen Krankheitsäußerungen nur in psychischen Vorgängen ihre Begründung haben, entsprechen sie der meist laienhaften Auffassung der Störung und stimmen in ihrer Art und Verteilung nie mit den organischen überein. Man kann sie deshalb unschwer von diesen durch eine sorgsame, besonders auch körperliche Untersuchung unterscheiden.

Nach allem ist die Hysterie von der Simulation scharf zu trennen, denn die hysterischen Krankheitserscheinungen werden nicht willkürlich hervorgerufen. Wenn z. B. der Arm eines Hysterischen anästhetisch und analgetisch ist, so hat der Kranke diesen Zustand ganz gewiß nicht willkürlich verursacht, denn dazu ist ein Mensch gar nicht imstande. Vielmehr entstehen diese Symptome zwar durch Vorstellungen, doch, wie oben gesagt, dem Kranken unbewußt. Die Streitfrage des „Unbewußten“ oder anders ausgedrückt, die Möglichkeit geistiger Prozesse, die in einem sog. „Unterbewußtsein“ ablaufen, wollen wir hier nicht aufrollen. Nur will ich eine Äußerung Oswald Bumkes aus seinen „Psychologischen Vorlesungen“ (J. F. Bergmann, Wiesbaden 1919) zitieren, welche jedem, der sich mit der Hysteriefrage beschäftigt, nahelegt, Ausdrücke wie „unbewußt“, „Unterbewußtsein“ und ähnliches nur mit gewissem Vorbehalt anzuwenden.

Der Autor sagt: „Sie werden gerade heute, wo eine materialistische Welle wieder einmal durch eine metaphysische abgelöst worden ist, häufig auch von einem unbewußten seelischen Geschehen oder von einem Unterbewußtsein hören. Es genügt nicht, gegen diese Behauptung nur den logischen Einwand zu erheben, daß die Begriffe „bewußt“ und „psychisch“ sich decken, ein unbewußtes seelisches Leben also einen Widerspruch in sich selbst, ein „glühend Eis“ bedeute; das träfe nur die Fassung der Lehre. Wohl aber werden wir fragen müssen, „auf welche Tatsachen ihre Anhänger sich stützen“. Durch seine weiteren Deduktionen bekennt sich Bumke als Gegner der Annahme eines unbewußten seelischen Geschehens.

Nach unseren eingangs gemachten Ausführungen (Psyche = Bewußtsein!) müssen auch wir die uneingeschränkte Anerkennung eines unbewußten psychischen Geschehens ebenfalls ablehnen, dürfen jedoch aus Gründen der Zweckmäßigkeit den Begriff „unbewußt“ unter dem Vorbehalt weiter anwenden, daß wir darunter geistige Vorgänge verstehen, die dem Betreffenden zur Zeit der krankhaften Geschehnisse bzw. der ärztlichen Behandlung nicht mehr bewußt sind und spontan auch nicht bewußt gemacht werden können.

Mit dieser Einschränkung sind wir auch berechtigt, auszusprechen, daß den hysterischen Erscheinungen unbewußte psychische Vorgänge zugrunde liegen. Vielleicht einwandfreier — und umständlicher — wäre es zu sagen: Den hysterischen Krankheitsäußerungen liegen seelische Prozesse zugrunde, welche einmal bewußt waren, nun aber aus dem Blickfeld des Bewußtseins verschwunden, ins „Unterbewußtsein" hinabgetaucht sind.

Am leichtesten verstehen wir daher wohl die hysterischen Störungen, wenn wir uns vorstellen, daß diese unbewußtgewordenen seelischen Geschehnisse psychisch noch weiterwirken, wenn sie auch dem Einfluß der Gegenwartspsyche des Kranken, seinen Willensimpulsen, seinem logischen Denken u. a. entzogen sind. Von diesen Problemen wird noch später die Rede sein (s. unten: Analytische Methoden).

Durch die Unzugänglichkeit der Symptome für den Kranken selbst gerät die Bestätigung der Hysterischen außerhalb gesunder kritischer Kontrolle, so daß, wie besonders Aschaffenburg (Curschmann, Lehrbuch der Nervenkrankheiten J. Springer, Berlin 1919) betont, ein starkes Mißverhältnis zwischen Reiz und Wirkung entsteht. „Entweder wird ein Reiz zu stark oder zu schwach oder gar nicht empfunden, oder die Reaktion ist übertrieben oder zu gering oder bleibt ganz aus. Diese Formel erklärt ebensowohl die Gesichtsfeldeinschränkung wie die Anästhesie und Hyperästhesie, die Lähmung eines Armes durch einen Stoß wie die Sprachlähmung infolge Schreck; sie paßt auf den hysterischen Anfall wie auf das hysterische Asthma, auf die Freude an der Sensation, auf die egozentrische Rücksichtslosigkeit wie auf die übertrieben altruistische Opferfreudigkeit des hysterischen Charakters."

Wenn wir in dieser Erkenntnis die wichtigsten hysterischen Symptome einzeln betrachten, so werden wir bei ihrer Charakterisierung, und gerade durch diese, grundlegende Unterschiede gegen organisch begründete Leiden feststellen können, ein Beginnen, welches für die Ausdehnung der therapeutischen Erwartungen natürlich von erheblicher Bedeutung sein muß.

Lähmungen z. B. kommen bei der Hysterie in allen bekannten Formen vor, doch haben sie stets eine „nicht organische" Begrenzung. Niemals wird z. B. eine Hand aus organischen Ursachen vollständig, in allen ihren (ja von verschiedenen Nerven versorgten) Muskeln isoliert gelähmt sein, während das bei der Hysterie meistens der Fall ist. Ist die Hand organisch völlig gelähmt, dann sind sicher außerdem noch andere hemiplegische Störungen vorhanden.

Bei lange bestehender hysterischer Lähmung eines Gliedes kommt es nicht selten zu weitgehender Atrophie der gelähmten Muskeln, doch ist diese Inaktivitätsatrophie gerade wie die Lähmung selbst durch ihre von den Nerven unabhängige Begrenzung von organischen unterschieden; ferner bleibt auch die Entartungsreaktion (s. oben) aus.

Die außerordentlich mannigfachen, hysterischen Gangstörungen (s. Abb. 8), die vom einfachen Hinken bis zu beträchtlicher Schiefstellung des Beckens (s. Abb. 9) und völliger Astasie-Abasie (s. Abb. 10) führen, werden durch Ausschluß organischer Störungen erkannt. Etwa vorhandene

Herdsymptome, Pyramidenstörungen usw. werden die Diagnose einer organischen Erkrankung sichern.

Aphonie der Hysterischen grenzt man (z. B. gegen Bulbärparalyse) leicht durch Untersuchung des Kehlkopfes ab. Nie wird sich eine Stimmbänderstellung ergeben, die nicht auch willkürlich hervorgerufen werden kann. Mutismus Hysterischer kann mit organischen aphasischen Störungen nach den im vorigen Kapitel darüber gegebenen Hinweisen wohl nicht verwechselt werden.

Hysterische Kontrakturen bieten meist groteske, übertrieben er-

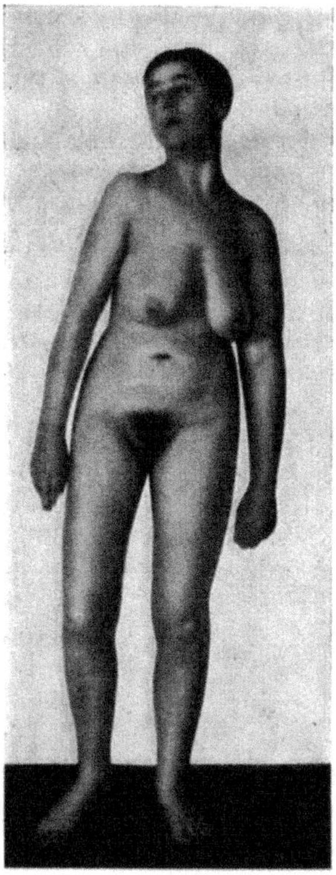

Abb. 8. Gangstörung, Tremor des Kopfes und der Hände, Tortikollis bei Hysterie.

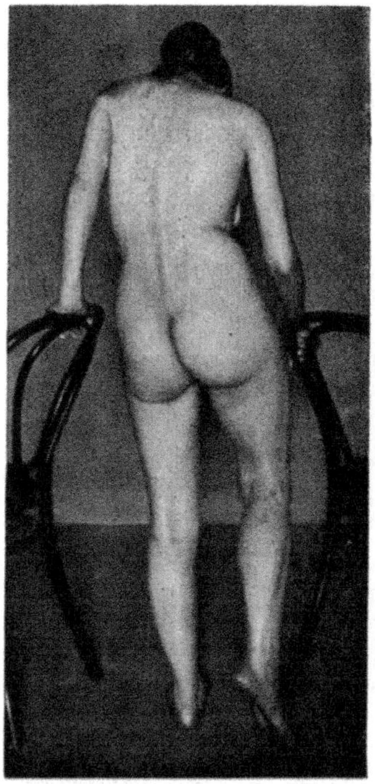

Abb. 9. Hysterische Kontraktur der rechten Hüfte mit schwerer Gehstörung.

scheinende Situationen dar, welche nach Art, Begrenzung und Umfang mit organisch begründeten nicht zusammenstimmen können.

Die hysterischen Krämpfe bestehen in so mannigfachen Stellungen und Verdrehungen, daß kein einzelner Anfall dem andern gleicht. Die Unterscheidung vom epileptischen Anfall haben wir oben bereits kennen gelernt.

Wie die Lähmungen, so zeigen auch die Anomalien des Gefühlssinns der Hysterischen als charakteristische Eigenschaft die „laienhafte" Begrenzung der Anästhesien, Hyperästhesien, An- und Hyperalgesien: Handschuh-, Strumpf-, Manschettenformen der betreffenden Teile sind nicht selten; ebenso sind häufig die Brust, der Rücken, ein Arm, ein Bein usw. ohne Rücksicht auf die etwa in Betracht kommenden Nervenversorgungsgebiete befallen. Auch die Gefühlsstörungen auf den Schleimhäuten sind vom gleichen Standpunkte aus zu beurteilen (s. Abb. 11).

Schmerzen (Neuralgien) hysterischen Ursprungs werden als solche festgestellt durch atypischen Sitz der Druckpunkte und durch die Möglichkeit, solche Nervenpunkte in beliebiger Zahl und an beliebigen Stellen durch Suggestion hervorzurufen.

Hysterische Sehstörungen lassen die bei organischen Leiden dieser Art gewöhnlichen Erscheinungen: Veränderung des Augenspiegelbildes, Pupillenstörungen, typische Hemianopsien usw. vermissen.

Von den psychogenen Organstörungen sind die krankhaften Erscheinungen von seiten des Herzens außerordentlich schwer zu beurteilen. Ob ein Geräusch vorhanden, ob es organisch bedingt oder „akzessorisch"

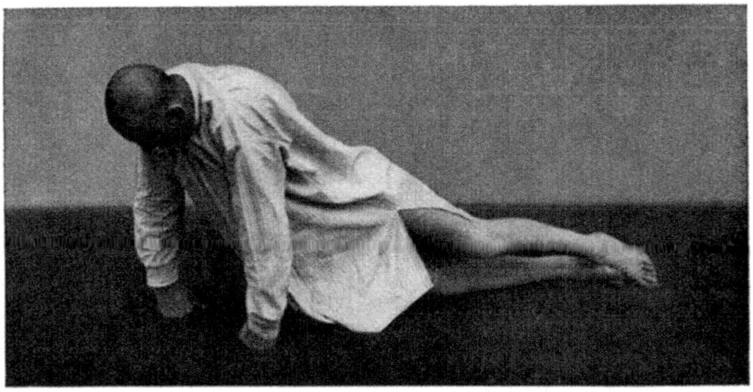

Abb. 10. Hysterische Astasie-Abasie beim Versuch aufzustehen.

ist, wie die Verbreiterung des Herzens nach rechts im einzelnen Falle zu bewerten ist, alles das sind für den Untersucher schwierige Entscheidungen. Auch Zahl und Rhythmus der Pulsschläge sind in ihrer Ursache und Bedeutung oft schwer zu klären. Immerhin wird man, wenn sorgfältigste objektive Untersuchung, auch Durchleuchtung, Wassermann und Blutdruckmessung gar nichts Positives ergeben haben, doch mit genügender Wahrscheinlichkeit die Diagnose auf „psychogen" stellen dürfen.

Unter den Magenerkrankungen tritt eine hervor, welche wir wohl als typisch psychogen bezeichnen müssen; sie ist als nervöse Dyspepsie bekannt und geht mit Völle- oder Leergefühl, Schmerzen und Gefühl von Ängstlichkeit einher. Die übrigen subjektiven Klagen der Kranken sind recht verschieden: Der eine kann diese, der andere jene Speisen nicht vertragen, der dritte bekommt Schmerzen nach dem Essen, beim vierten vergehen die Schmerzen nach Aufnahme von Nahrung. Aufstoßen und Erbrechen sind nicht selten, bei Kindern häufig als einziges Symptom, besonders vor dem Gang in die Schule! Die Untersuchung des Magens und seines Inhalts ergibt dabei meist gar keine oder nur unerhebliche Abweichungen von der Norm.

Die psychogenen Darmstörungen bestehen zumeist in Obstipation

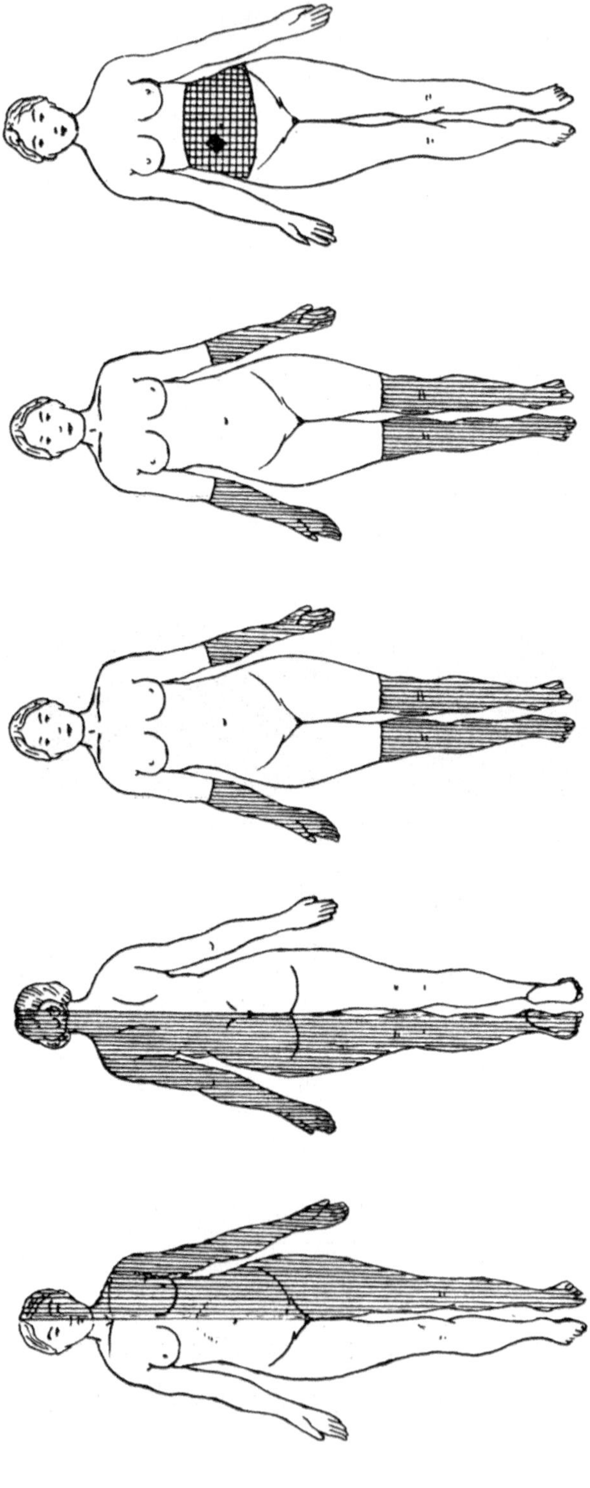

= Normale Empfindung = Anästhesie = Hypästhesie = Hyperästhesie

Abb. 11. Sensibilitätsstörungen bei Hysterischen.
(Aus Aschaffenburg in Curschmann: „Lehrbuch der Nervenkrankheiten“. Julius Springer, Berlin.)

oder auch Diarrhöen, letztere sind seltener. Meteorismus wird bei Hysterischen häufig beobachtet.

Die Enuresis nocturna ist oben unter der Neurasthenie schon erwähnt.

Die Impotenz nervösen Ursprungs wird meist durch Fixierung des Vorstellungskomplexes des Unvermögens auf Grund eines Erlebnisses hervorgerufen. Organische Ursachen (Tabes, Paralyse, multiple Sklerose) müssen ausgeschaltet werden.

Dysmenorrhoische Beschwerden, Vaginismus und Frigidität sind bei Hysterischen häufig. Die Ursache der beiden letztgenannten Störungen ist in sehr vielen Fällen frühere psychische Bindung an einen Mann und Verheiratung mit einem anderen.

Das „Auftreten" des sog. hysterischen Fiebers läßt sich dadurch „verhindern", daß der Arzt selbst gewissenhaft die Temperatur der Kranken in der Achsel und im Rektum mißt und sich nicht auf Angaben des Personals oder gar der Kranken selbst verläßt.

Noch einige Worte über den hysterischen Charakter: Ob man überhaupt einen solchen als besonderes Kennzeichen der Hysterie anerkennen soll, erscheint mir zweifelhaft, da die bekannten „hysterischen" Eigenschaften: Wechselnde Stimmung, bald Mangel, bald Übermaß an Empfinden, bald überschwängliche Freundlichkeit, bald diabolische Gehässigkeit, Eigensinn, Lügenhaftigkeit, Bosheit und ausgebildetster Egoismus auch bei nicht hysterischen Menschen vorkommen und als Zeichen allgemeiner Entartung aufgefaßt werden müssen. Nur eins muß als wichtig besonders hervorgehoben werden, da es manche sonst schwer verständliche Erscheinungen der Hysterie erklärt, die starke Gefühlsbetonung in allen Empfindungen und Vorstellungen. Diese lebhafte Affektivität, die Folge des oben erwähnten Mißverhältnisses zwischen Reiz und Reaktion, ist es auch, welche die oft ausgeprägte Einseitigkeit, andererseits die Ablenkbarkeit, das empfindliche Wesen, dann wieder die Aufopferungsfähigkeit, das Bedürfnis, eine Rolle zu spielen (Sensationslust), die Neigung zu Übertreibungen und Phantasien und schließlich auch die außergewöhnliche Suggestibilität der Hysterischen verursacht.

Fassen wir am Schluß dieser Betrachtungen die wichtigsten Indikationen und Möglichkeiten für psychotherapeutisches Eingreifen noch einmal kurz zusammen:

Bei Lungenkrankheiten: Linderung des Hustens und Beseitigung der Schmerzen; Euthanasie.

Bei Herzkrankheiten: Beruhigung der Tachykardie, Beseitigung der Anfälle von Angina pectoris.

Bei Magendarmkrankheiten: Linderung der Beschwerden bei Ulkus, Beseitigung chronischer Obstipation.

Schmerzlose Durchführung chirurgischer Eingriffe, Hypno-Narkose. Menstruationsstörungen, Schwangerschaftserbrechen, Wehenschwäche, Geburtsschmerzen können durch Hypnose beeinflußt werden.

Beseitigung mancher Beschwerden bei Tabes, Ischias, Neuralgie, Migräne.

Günstige Beeinflussung der durch Genußmittelmißbrauch entstandenen Leiden (ohne schwere Degenerationserscheinungen). Alle in den Psychoneurosen gesammelten Krankheitszustände wie: Hysterie, Neurasthenie,

Zwangs- und Angstneurosen (Erwartungsneurosen Kraepelins), Erythrophobie, Schreibkrampf, Zweifel- und Grübelsucht. Psychogene Lähmungen und Krämpfe, Tiks, Schreckzittern, gewisse Arten von Stottern, Schlaflosigkeit.

Enuresis nocturna, Masturbation.

Impotenz und Frigidität auf allgemeiner nervöser Grundlage, Vaginismus.

Neuralgien, besonders Interkostal- und Quintusneuralgie, Migräne.

Selbstquälereien, Entscheidungsunfähigkeit, Unbeherrschtheiten, Charakterunsicherheit, Energielosigkeit.

All diese Zustände zeigen sich der psychischen Behandlungsweise, welche wir nunmehr im nächsten Abschnitt ausführlicher besprechen wollen, oft in weitgehendstem Maße zugänglich.

V. Der Psychotherapeut und die Methoden der modernen seelischen Behandlungsweise.

Bevor ich die einzelnen Arten psychotherapeutischer Tätigkeit einer eingehenderen Betrachtung unterwerfe, möchte ich nicht unterlassen, zwei ebenso beherzigenswerte wie immer gültige Aussprüche eines unserer besten und erfolgreichsten Psychotherapeuten, Prof. Dr. J. H. Schultz, anzuführen, welche sich auf Eignung und Eigenschaften des sich mit Psychotherapie befassenden Arztes beziehen („Irrtümer der allgemeinen Diagnostik und Therapie, sowie deren Verhütung“, 3. Heft, Georg Thieme, Leipzig 1923): „Psychotherapie wie alles erzieherische Arbeiten kann in den meisten Fällen nur wirklich erfolgreich sein, wo restlose Aktivität die ganze Arbeit beseelt, wenn wir auch leider alle gestehen müssen, daß hier oft der Geist willig, aber das Fleisch schwach ist. Darum ist, das sei hier beiläufig erwähnt, kaum eine medizinische Spezialität unmöglicher für den selbst nervösen, launenhaften oder leicht ermüdbaren Arzt, als gerade die Psychotherapie, deren Ausübung einen Einsatz an menschlicher Frische und Aktivität verlangt, der nur dem völlig Gesunden und Ausgeglichenen auf die Dauer möglich ist. Eine Verkennung dieser Verhältnisse führt zu den unangenehmsten Folgeerscheinungen für den Arzt und seinen Beruf“...... „Des weiteren lehrt die Psychotherapie eindringlich Besonnenheit im Urteil über das Verhalten anderer. Wir haben es nirgends, auch nicht in der ärztlichen Praxis, mit irgendwelchen Ideal- oder Normalmenschen zu tun, sondern mit beschränkten und hilflosen Wesen, gleich uns selbst. Ein Arzt, der sich über Patienten ärgern kann, der Dankbarkeit von ihnen erwartet, dem das Verständnis dafür fehlt, daß nach Wochen mühseliger Arbeit ein Kranker zu einem Kollegen übergeht und dort die baldig bevorstehende Heilung feiert, ein Arzt, der nicht versteht, daß die Mehrzahl der Proletarier jeden Standes dem Vertreter der Bildung und kulturellen Arbeit feindlich und verständnislos gegenübersteht, kurz, ein Arzt, der es nicht durch innere Erfahrung erarbeitet hat, dem großen, grausamen Schauspiel des Lebens in freier, aber mitleidiger Sachlichkeit gegenüberzustehen, ist vom psychotherapeutischen Standpunkt aus unfertig."

Eine andere Autorität, Prof. A. A. Friedländer, äußert sich in einem Aufsatz der Nr. 46 Münch. med. Wochenschr. vom 16. XI. 1923 über die Bedingungen psychotherapeutischer Betätigung: „Ärztliche Behandlung im allgemeinen, seelische im besonderen verlangt gründliches Wissen und künstlerische Begabung, Denk- und Einfühlungsvermögen, Phantasie und Intuition, beherrscht und gerichtet durch Verstand und Gefühl. Es gibt denkende und nur handelnde Ärzte. Letztere, hoffentlich die Minderheit, lassen sich zu sehr unterstützen durch Injektionsspritze, durch das Messer, durch den Chemiker und Apotheker."

Das ist das gleiche, was von vielen jungen Ärzten, welche nicht zu der von Friedländer kritisierten Minderheit gehören, selbst empfunden wird. Das gründliche Wissen, welches zur Ausübung seelischer Behandlungsweise verlangt wird, setzt eine gewisse psychologische Schulung voraus, die der praktische Arzt bei der Art des noch heute geübten Hochschulunterrichts sich nicht auf dem sonst üblichen Wege erwerben kann. Das ist der Grund für den Wunsch vieler Ärzte nach der Möglichkeit, sich in dieses Gebiet auf irgend eine gangbare Art einarbeiten zu können. Und diese Überlegung hat mich auch dazu veranlaßt, soweit auszuholen und die bisher ausgeführhrten Kapitel voranzuschicken, um dadurch, soweit im Rahmen dieses Buches eben möglich, Fehlendes zu ersetzen.

Fühlt der Leser die Eigenschaften und Fähigkeiten, die oben für den Seelenarzt gefordert werden, in sich und ist er der nötigen Vorkenntnisse sicher, dann gehe er getrost ans Werk. Denn Unsicherheit und Zaghaftigkeit sind für den Psychotherapeuten üble Begleiter!

In der Einleitung bereits bemerkte ich, daß der praktische Arzt wohl kaum die Absicht habe, sich mit der gesamten Psychotherapie zu befassen; dazu hat er gewöhnlich keine Zeit. Doch soll er sich vor einseitiger Einstellung hüten und über die einzelnen Methoden soweit unterrichtet sein, daß er sich von Fall zu Fall entscheiden kann, ob er selbst in der Lage ist, die Behandlung durchzuführen, oder ob er sie besser einem Facharzt überläßt. Gewissenhaftigkeit und Selbsterkenntnis werden ihm bei dieser Entscheidung die rechte Straße weisen.

Methoden der Psychotherapie.

Die moderne Psychotherapie bewegt sich, je nach Lage des Falles, auf verschiedenen Bahnen; je nach der Beschaffenheit und Art der Krankheit nähert man sich ihr auf diesem oder jenem Wege.

1. Hypnose.

Von den einzelnen Behandlungsarten sei als die allgemein wohl bekannteste und gerade jetzt wieder besonders viel erwähnte und leider auch in unberufenen Kreisen, mehr als gut ist, gepflegte Hypnose genannt. Es gab Zeiten, in denen diese als Scharlatanerie kurzerhand abgetan wurde, dann wieder herrschte die Hypnose als die einzig praktisch verwertbare psychotherapeutische Methode überhaupt.

Beides ist verkehrt und wir werden sogleich erkennen, daß die Hypnose zwar einen nicht unwichtigen Teil des psychotherapeutischen Rüstzeuges bildet, jedoch eben nur einen Teil, den man zudem als erheblichen Eingriff in die Psyche des Kranken nur in besonders geeigneten Fällen oder nur dann anwenden soll, wenn andere, später zu besprechende Methoden versagen.

Begriff der Hypnose.

Über die Hypnose sind von zahlreichen Autoren ebenso zahlreiche Definitionen gegeben, welche sich vielfach und in mancher Hinsicht widersprechen. Es würde zu weit führen, all diese einzelnen Anschauungen hier aufzuzählen, doch müssen wir wenigstens versuchen, den Hypnosebegriff uns in möglichst faßlicher Weise klarzustellen.

Forel (Hypnotismus, Ferd. Enke, Stuttgart 1895) nennt die Hypnose kurzerhand „suggerierten Schlaf" Nach unseren Ausführungen im Psychologie-Kapitel können wir dem großen Autor in dieser Hinsicht nicht folgen, sondern müssen die Hypnose vielmehr als einen Wachzustand des Gehirns bezeichnen, in welchem durch eine andere Person die Vorstellung des Schlafes und seiner ihn gewöhnlich begleitenden Faktoren hervorgerufen wurde. Daß der hypnotische Zustand keineswegs ein wirklicher Schlaf ist, geht mit Sicherheit schon aus den Erscheinungen hervor, welche sich uns bei einer Hypnose darbieten. Dieselben sind außerordentlich mannigfaltig und praktisch bedeutsam, ihre Kenntnis deshalb für den Psychotherapeuten unerläßlich.

Erscheinungen der Hypnose.

Wenn man die Unterscheidung Braids in passive und aktive Hypnose anerkennen will, so versteht man unter der ersten Gruppe die Fälle, bei denen nach Eintritt der Hypnose völlige Schlaffheit der Muskulatur besteht, ferner Abulie und, wenn die Verbindung zwischen Hypnotiseur und Versuchsperson nicht durch ständig wiederholte Suggestionen (s. unten) aufrecht erhalten wird, Aufhören der Reaktionen überhaupt.

Bei der zweiten Gruppe, welche weitaus die häufigere ist, nach meiner Erfahrung auch aus der ersten durch entsprechende Suggestionen nicht ganz selten erzeugt werden kann, vermögen wir nun außerordentlich weitgehende Beeinflussungen auf fast allen Gebieten zu erzielen.

Wir können auf motorischem Gebiete Kontraktionen und Lähmungen hervorrufen, den Zustand der sog. kataleptischen Starre erzeugen und damit dem Hypnotisierten die Fähigkeit nehmen, sich spontan zu bewegen. So sind wir imstande, die hypnotisierte Person in die unbequemsten Stellungen zu bringen; sie wird darin verharren bis zur völligen Ermüdung, welche infolge der suggestiven Beeinflussung erst sehr spät, viel später als im hypnosefreien Zustande eintritt. Ja es können in der Hypnose Körpersituationen erzeugt werden, welche sich, wegen entgegenwirkender z. T. ängstlicher Vorstellungen, außerhalb derselben überhaupt schwerlich werden ausführen lassen (s. Abb. 12).

Auch zu therapeutischen Zwecken ist es häufig zweckmäßig, diese Erscheinungen dazu auszunützen, einem ungläubigen oder mißtrauischen Patienten die Wirkung der Hypnose gewissermaßen „ad oculos" zu demonstrieren und ihn für weitere Suggestionen zugänglicher zu machen.

Auch auf sensorischem Gebiete sind die Wirkungen der Hypnose nicht weniger beachtenswert. Wir können bei der Versuchsperson Überempfindlichkeit, und abnorme Schmerzempfindlichkeit desgleichen auch Anästhesie und Analgesie in vollkommener Weise rein suggestiv hervorrufen (s. Abb. 13).

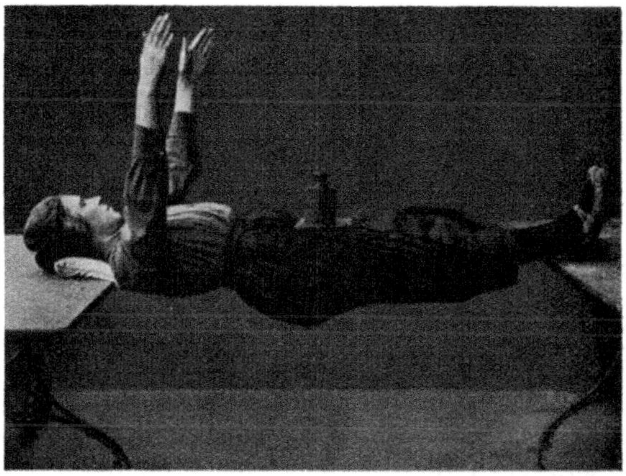

Abb. 12. Kataleptische Starre in der Hypnose, bei geistesgesunder Person suggestiv hervorgerufen.

In die gleiche Gruppe gehört das in der Hypnose suggestiv erzeugte Unvermögen der Versuchsperson, bewußt zu sehen, Farben zu unterscheiden, zu hören usw. Auch die „negativen Halluzinationen" (Bernheim), d. h. das Verschwinden eines im Bereich der Sinne vorhandenen Gegenstandes oder Menschen gehört hierher. Einen ganz erheblichen Einfluß vermag die Hypnose auch auf die vasomotorische, sekretorische und exsudative Innervation auszuüben (Herztätigkeit, Darmfunktion, Menstruation u. a.).

In der psychischen Sphäre lassen sich nicht nur die Gemütsaffekte (Freude, Angst, Zorn, Haß, Zuneigung usw.), sondern sogar Denkvorgänge, Gedächtnis, Wille, kurz der gesamte Bewußtseinsinhalt in sehr weitgehendem Maße hypnotisch beeinflussen.

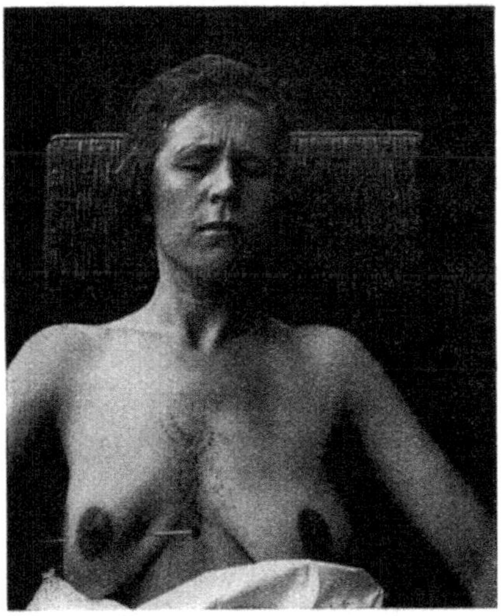

Abb. 13. Suggestiv erzeugte Analgesie der rechten Mamma während der Hypnose bei geistesgesunder Person.

Praktisch recht bedeutungsvoll ist noch ein anderer Vorgang, die Verwirklichung sog. posthypnotischer Suggestionen, welche durch die hypnotisierte Person später, nach Beendigung der Hypnose, oft noch nach sehr langer Zeit zwangsmäßig realisiert werden.

Was ist das nun alles? Worauf beruhen die eben geschilderten Vorgänge? Wodurch kommen sie zustande und was ist das Gemeinschaftliche an ihnen? Warum fassen wir sie unter dem Sammelbegriff „Hypnose" zusammen?

Alle diese Fragen lassen sich zunächst damit beantworten, daß sämtliche Vorgänge, welche wir an einem Hypnotisierten wahrnehmen, vom einfachen Schließen der Augenlider an bis zu den kompliziertesten Leistungen, Empfindungen und Wahrnehmungen, ausschließlich durch die Anregungen des Hypnotiseurs entstehen, welche dieser der Versuchsperson, sei es durch Worte oder Zeichen, übermittelt. Mit anderen Worten, alle diese Vorgänge werden durch etwas Gemeinsames, durch die Suggestibilität der Versuchsperson, bedingt und nur durch die ihr gegebenen Suggestionen erzeugt.

Suggestibilität und Suggestion.

Was bedeutet nun Suggestibilität und was ist eine Suggestion? Diese beiden Begriffe sind nicht ganz leicht zu definieren, wie durch einige Beispiele gezeigt sein soll.

H. Bernheim, der Begründer der berühmten Nancyer Schule, bezeichnet die Suggestion als den „Vorgang", durch welchen eine Vorstellung in das Gehirn eingeführt und von ihm angenommen wird (H. Bernheim, Hypnotismus, Suggestion und Psychotherapie, Fr. Deuticke, Leipzig und Wien 1892).

A. Forel (l. c.) faßt die Suggestion auf als „die Erzeugung einer dynamischen Veränderung im Nervensystem eines Menschen (oder in solchen Funktionen, die vom Nervensystem abhängen) durch einen andern Menschen mittels Hervorrufung der (bewußten oder unbewußten) Vorstellung, daß jene Veränderung stattfindet oder bereits stattgefunden hat oder stattfinden wird."

E. Trömner versteht unter Suggestion einen „Satz in Form der Versicherung, daß diese oder jene körperliche oder geistige Veränderung bei einem andern stattfinden wird". (E. Trömner, Hypnotismus und Suggestion, B. G. Teubner, Leipzig und Berlin 1919.)

M. Verworn (l. c.) erklärt: „Suggestion ist eine Vorstellung, die bei einer andern Person künstlich geweckt wird, ohne von ihr in dem normalen Umfange der Kontrolle der Kritik unterworfen zu werden. Es kann also jede beliebige Vorstellung suggeriert werden. Das Charakteristische ist nur, daß sie unbesehen hingenommen und der kritischen Prüfung nicht in dem Maße unterzogen wird, wie es im gewöhnlichen Leben zu geschehen pflegt."

J. H. Schultz (l. c.) spricht sich dahin aus, „daß unter Suggestion das unmittelbare Einbringen oder Anregen psychischer Inhalte oder Vorgänge verstanden wird, bei dem keinerlei kritische, rationale oder affektiv verständliche Mitarbeit der Versuchsperson nachweisbar ist".

Das sind nur einige Proben von Definitionen bekannterer Autoren; sie zeigen die Schwierigkeit, in einfacher Weise den Suggestionsbegriff auf eine einheitliche Formel zu bringen.

„Suggestibilität" wird wohl allgemein, den einzelnen Auffassungen der Suggestion entsprechend, als Fähigkeit bezeichnet, das, was man unter Suggestion versteht, anzunehmen und darauf zu reagieren.

Tiefer dringt in diese Frage der auf diesem Gebiete ebenfalls bekannte Autor M. Serog ein, indem er von der Suggestibilität in einer Spezialabhandlung („Suggestibilität, ihr Wesen und ihre experimentelle Untersuchung", Zeitschr. f. Neurol. und Psychiatrie, Bd. 28, Heft 4 u. 5, Jul. Springer, Berlin 1924) eine Erklärung gibt, die zu einer näheren Betrachtung anregt: „Die Suggestibilität ist eine primäre und primitive Eigenschaft der Psyche bzw. des Gehirns, die in nichts anderem besteht und sich äußert, als in der Tatsache der Beeinflussung von Psychischem durch Psychisches. Das Wirken der Suggestibilität ist nicht nur eng geknüpft an die Affektivität, sondern Suggestibilität und Affektivität sind überhaupt nur zwei verschiedene Seiten der gleichen Funktion, die in ihrer ursprünglichen Form im wesentlichen an die Tätigkeit subkortikaler Zentren gebunden ist. Diese primitiven und — ontogenetisch wie phylogenetisch — wohl als erste auftretende psychische Funktion hat die Bedeutung, daß sie zu einer Bahnung bzw. Hemmung des psychischen Geschehens und mit ihm verknüpfter körperlicher Vorgänge führt."

Hier scheint mir nun in der Tat der Kernpunkt dieser Frage getroffen zu sein. Machen wir uns klar, daß unter Affektivität (oder auch Affektbetonung) die ursprünglichste Form des Gefühlslebens zu verstehen, also jedem geistesgesunden Menschen eigen ist, ferner, daß nach unserer Erfahrung eine Suggestion ganz entsprechend dem Grade, der Richtung und der Art der Affektbetonung die Tendenz zur Verwirklichung hat, so wird uns der Zusammenhang zwischen Suggestibilität und Affektivität verständlich. Je mehr die Gefühlskomponente mit ins Spiel kommt, je mehr die suggerierten Empfindungen, Vorstellungen usw. affektbetont sind, oder, anders gesagt, je mehr sie das Interesse der Versuchsperson erwecken, desto sicherer und nachhaltiger werden die Suggestionen realisiert werden. Andererseits wiederum darf die Affektbetonung nicht solche Dimensionen annehmen, daß eine daraus erwachsende Erregung die Konzentrationsfähigkeit der Versuchsperson zerstört, ihre Aufmerksamkeit ablenkt und dadurch die Auffassung der Suggestionen erschwert oder unmöglich macht. In solchen Fällen kommt es leicht zur Bildung sog. Autosuggestionen, welche gewöhnlich den gegebenen Suggestionen entgegengerichtet sind und deren Realisierung verhindern. So erschwert z. B. die krankhaft gesteigerte, stets sehr hochgradige Affektivität der Hysterischen häufig durch immer neu auftauchende Autosuggestionen eine nachhaltige suggestive Beeinflussung dieser Kranken. Mit diesem Faktor muß man bei der Behandlung Hysterischer rechnen und sich von vornherein darauf einstellen.

Wenn wir im Hinblick auf alle diese Überlegungen bereits oben die Behauptung aufstellten, der hypnotische Zustand sei kein Schlaf, sondern ein Wachzustand des Gehirns, so ist dafür der Beweis nunmehr wohl erbracht, und wir können zusammenfassend hier nur noch einmal wiederholen, daß die hypnotischen Erscheinungen nur eine besondere Art von Suggestionen darstellen, weiter nichts.

Daß in der Hypnose kein wirklicher und eigentlicher Schlafzustand vorliegt, ergibt sich ja schon aus den oben geschilderten Symptomen, dann auch aus dem Umstande, daß wir uns während der Hypnose mit dem Hypnotisierten unterhalten können und in der normalen, therapeutischen Hypnose sogar müssen; ferner aus der Tatsache an sich, daß wir der Versuchsperson alle erdenklichen Stellungen geben, ihr Aufträge erteilen können, die auch ausgeführt werden, kurz, um den technischen Ausdruck zu gebrauchen, mit ihr in ständigem Rapport stehen.

Bei welchem Schlafenden wäre das alles möglich? Welcher Schlafende würde z. B. überhaupt nur in die Körpersituation zu bringen sein, wie sie aus der Abbildung 12 ersichtlich ist? Es handelt sich bei der Hypnose eben nur um die Suggestion des Schlafes und seiner subjektiv fühlbaren Komponenten. Daß ein hypnotischer „Schlaf" unter gewissen Umständen in wirklichen, natürlichen Schlaf übergehen kann, ändert nichts an dieser Tatsache und ist nach unseren im 2. Kapitel gemachten Ausführungen über die äußeren Bedingungen, welche den Eintritt des Schlafes begünstigen, durchaus verständlich. Mit dem Übergang einer Hypnose in Schlaf geht natürlich auch der Rapport verloren, doch gibt es daneben wiederum tiefe Hypnosestadien, in denen die Verbindung erhalten bleibt, ebenfalls ein Beweis für den grundsätzlichen Unterschied zwischen Hypnose und Schlaf.

Um die verschiedene „Tiefe" der Hypnose bezeichnen zu können, hat man zahlreiche Versuche gemacht, verschiedene „Grade" aufzustellen und die einzelnen „Stadien" zu klassifizieren. Rein praktisch haben diese Versuche keinen erheblichen Wert, zumal Tiefe der Hypnose und Realisationsbereitschaft für die gegebenen Suggestionen keineswegs im gleichen Verhältnis wachsen. Außerdem ist man in der Lage, durch geeignetes Vorgehen und entsprechende Suggestionen die einzelnen Stadien rückwärts und vorwärts durcheinander zu würfeln und im Nu aus dem einen das andere zu machen.

Die verschiedenen Grade der Hypnose.

Dennoch seien an dieser Stelle die durch drei große Vorkämpfer der Lehre vom Hypnotismus: Liébeault, Bernheim und Forel aufgestellten Klassifikationen dem Leser schon aus historischem Interesse vor Augen geführt:

Liébeault (Bernheim l. c.) unterschied zunächst leichten und tiefen (somnambulen) Schlaf. Der leichte Schlaf umfaßte nach ihm vier Abstufungen:

1. Grad: Schlafsucht, die sich durch Betäubung, Schläfrigkeit, Schwere des Kopfes, Schwierigkeit, die Lider zu heben, äußert.

2. Grad: Leichter Schlaf, der außerdem den Beginn der Katalepsie aufweist. Die Person kann die Stellung ihrer Glieder noch verändern, wenn man sie dazu auffordert.

3. Grad: Tieferer Schlaf: Betäubung, Katalepsie, die Eignung zur Ausführung automatischer Bewegungen ist vorhanden; die Person hat nicht mehr Willenskraft genug, die suggerierte automatische Drehung aufzuhalten.

4. Grad: Zwischenstufe zwischen leichtem und somnambulen Schlaf: Katalepsie und automatische Drehung vorhanden; die Schlafenden können ihre Aufmerksamkeit nicht von ihrem Hypnotiseur abwenden und wissen beim Erwachen nur das, was sich zwischen ihnen und ihm abgespielt hat.

Der tiefe oder somnambule Schlaf hatte nach Liébeault zwei Abstufungen:

1. Der gewöhnliche somnambule Schlaf charakterisiert sich durch vollständige Amnesie beim Erwachen und Halluzinationsfähigkeit während des Schlafes; die Halluzinationen verschwinden beim Erwachen, die Person ist dem Willen des Hypnotiseurs unterworfen.

2. Der tiefe somnambule Schlaf charakterisiert sich durch Amnesie beim Erwachen, hypnotische und posthypnotische Halluzinationsfähigkeit und absolute Unterwerfung unter den Willen des Hypnotiseurs.

Bernheim (l. c.) schlug folgende Klassifikation vor:

I. Klasse: Die mit erhaltener Erinnerung nach dem Erwachen. 1. Grad: Betäubung, Schläfrigkeit oder Möglichkeit, verschiedene Empfindungen, wie Wärmegefühl, Betäubung durch Suggestion zu erzeugen; 2. Grad: Unmöglichkeit, die Augen spontan zu öffnen; 3. Grad: Suggestive Katalepsie, mit der Möglichkeit, sie aufzuheben; 4. Grad: Unüberwindliche

Katalepsie, die die Person nicht aufheben kann; 5. Grad: Unfreiwillige suggestive Kontraktur (gewöhnlich besteht in diesem Grade suggestive Analgesie); 6. Grad: Automatischer Gehorsam.

II. Klasse: Mit Amnesie beim Erwachen. 7. Grad: Amnesie beim Erwachen, keine Halluzinationsfähigkeit; 8. Grad: Halluzinationsfähigkeit während des Schlafes. 9. Grad: Hypnotische und posthypnotische Halluzinationsfähigkeit.

Forel (l. c.) nimmt 3 Grade der Suggestibilität an:

1. Somnolenz. Der nur leicht Beeinflußte kann noch mit Anwendung seiner Energie der Suggestion widerstehen und die Augen öffnen.

2. Leichter Schlaf oder Hypotaxie oder Charme. Der Beeinflußte kann die Augen nicht mehr aufmachen, muß überhaupt einem Teil der Suggestionen bis allen Suggestionen gehorchen, mit Ausnahme der Amnesie. Er wird nicht amnestisch.

3. Tiefer Schlaf oder Somnambulismus. Durch Amnesie nach dem Erwachen und posthypnotische Erscheinungen charakterisiert.

Will man eine Klassifizierung der Hypnosestadien überhaupt vornehmen, so scheint mir die Forelsche Einteilung als die einfachste und praktischste den Vorzug zu verdienen; doch schließen wir damit die theoretischen Betrachtungen ab und wenden uns nunmehr den praktischen Gesichtspunkten zu.

Zweck der Hypnose.

Zunächst: Zu welchen Zwecken und aus welchem Grunde leiten wir nun in einem vorliegenden Falle gerade eine Hypnose ein?

Natürlich — außer zu Lehr- und Lernzwecken — immer nur aus therapeutischen Gründen. Und in diesem Falle einmal deshalb, weil die durch einen andern herbeigeführte Suggestion des Schlafes auf die meisten Menschen an sich schon eine psychische (affektive) Wirkung von großer Gewalt ausübt und sie dadurch für weitere Suggestionen noch empfänglicher macht; dann aber auch, weil durch das suggerierte Schlafgefühl Ablenkungen zielwidriger Art vermieden, das Bewußtsein, d. i. die gesamte psychische Tätigkeit dadurch „eingeengt" und dadurch wieder die Aufmerksamkeit des Hypnotisierten ausschließlich auf die weiter zu gebenden Suggestionen konzentriert wird. Es ist also in geeigneten Fällen möglich, durch das hypnotische Verfahren auf relativ einfache und bequeme Weise und in kurzer Zeit sehr erhebliche Wirkungen in therapeutischer Richtung zu erzielen. Aber nicht nur das, die Hypnose bietet uns auch nicht selten eine wertvolle diagnostische Hilfe, so z. B. zur Unterscheidung hysterischer und epileptischer Anfälle, die man nicht selbst zu sehen bekommen hat, indem man einen Anfall in der Hypnose zu provozieren versucht; gelingt das, so ist er sicher psychogen und nicht epileptisch. In ähnlicher Weise kann man auch Lähmungen unklaren Charakters häufig diagnostisch sichern.

Eine andere Frage von praktischer Wichtigkeit:

Wen kann und wen darf man der Hypnose unterwerfen?

Darauf ist ad 1 zu erwidern, daß alle diejenigen Menschen, mit denen eine klare Verständigung möglich ist, hypnotisiert werden können. Schon aus den obigen Ausführungen über die Suggestibilität (M. Serog) geht hervor, daß jeder geistesgesunde Mensch diese primitive, angeborene Eigenschaft, wenn auch bald in höherem, bald in geringerem Maße besitzt. Da nun die Vorgänge in der Hypnose weiter nichts darstellen als eine besondere Art von Suggestionen, muß somit jeder geistig Gesunde hypnotisierbar sein. Und das trifft in der Tat zu. Es ist daher müßig, die Prozente Menschen auszurechnen, welche hypnotisiert werden können und welche nicht; die an 100 fehlenden kommen auf Konto verfehlter Technik, verkehrter Auswahl der Fälle (Geisteskranke!) oder mangelhafter Geduld des Hypnotiseurs. Allerdings mußte O. Vogt in einem Falle bis zur 700. (!) Sitzung schreiten, ehe ihm die Hypnose gelang (J. H. Schultz, l. c.).

Da unter diesen 100% nur Geistesgesunde verstanden sind, scheiden, wie soeben angedeutet, alle Geisteskranken: Halluzinanten, nicht fixierbare Maniker, Kretins, Idioten, Imbezille erheblicheren Grades, schwere Melancholiker, verblödete Paralytiker u. dgl. aus, ebenso kleine Kinder, mit denen eine genügende geistige Verbindung nicht herzustellen ist.

Schultz stellt über diese Frage den Satz auf: „Gesunde sind immer, Nervöse vielfach schwer, Geisteskranke gar nicht hypnotisierbar.“

Vor Hypnoseversuchen auch bei erst beginnenden Psychosen — das möchte ich vorsorglich hier einschalten — sei überhaupt dringend gewarnt! Besonders bei der Dementia praecox ist es nicht ausgeschlossen, daß die bis dahin nur angedeutete im ganzen noch latente Krankheit auf einen hypnotischen Eingriff mit allen ihren schweren Symptomen zum Ausbruch kommt.

Auch bei schwer Hysterischen und anderen stark zu Autosuggestionen neigenden Kranken ist Vorsicht geboten. Man versuche lieber erst andere psychische Behandlungsmethoden (s. u.) und wende Hypnose nur dann an, wenn man die Technik wirklich beherrscht (Gefahr der Dämmerzustände!).

Bezüglich der speziellen Indikationen bei den einzelnen Krankheiten oder Störungen verweise ich auf das vorige Kapitel.

Vorbemerkungen zur Einleitung einer Hypnose.

Zur Einleitung einer Hypnose ist vor allem noch zu bemerken: Bevor der Arzt den Entschluß zur Einleitung einer Hypnose verwirklicht, muß er im Hinblick auf das bisher Gesagte, besonders in der Erwägung des wichtigen Umstandes, daß in der Hypnose auch die höheren psychischen Funktionen zeitweilige Veränderungen erleiden, sich vor Augen halten, daß die Hypnose nicht unter allen Umständen einen indifferenten Eingriff darstellt. Aus diesem Grunde muß besonders auch für die Hypnotherapie klare Indikationsstellung für jeden Fall gefordert werden.

Milieu.

Zum Gelingen einer Hypnose trägt nach allgemeiner Erfahrung das Vorhandensein eines geeigneten Milieus häufig erleichternd bei. Es wirkt natürlich günstig im Sinne des Hypnotiseurs, wenn die äußeren Umstände danach angetan sind, das Aufkommen und die Befestigung der Schlafsuggestionen in dem Patienten zu fördern. Ganz entsprechend den Bedingungen, welche das Eintreten des natürlichen Schlafes unterstützen (s. Kap. II), kommen auch hier die gleichen Faktoren in Betracht. Wenn man jemandem die Illusion des Schlafes überzeugend geben will, so wird dies um so leichter gelingen, je mehr auch die äußeren Verhältnisse auf diesen Punkt eingestellt sind. Ein bequemer, weicher Liegestuhl, gedämpfte

Beleuchtung, ruhige Farben im Zimmeranstrich, Vermeidung erregender Bilder, störender Geräusche und Gerüche, all das sind Umstände, welche die Suggestion des Schlafes nur fördern können. Allerdings wird der Arzt der allgemeinen Praxis meist nicht in der Lage sein, diese Forderungen alle zu erfüllen, doch sollte jeder diesem Ideal nach Möglichkeit nahezukommen suchen, um sich die Arbeit zu erleichtern.

Verhalten des Arztes.

Erheblich wichtiger als die äußere Umgebung und Zimmerausstattung ist das persönliche Verhalten des Arztes. Vor allem absolute Wahrhaftigkeit dem Patienten gegenüber, sodann Ruhe, sicheres Auftreten, unbeirrbare Selbstsicherheit, verständnisvolles Eingehen auf alles, was den Kranken bewegt, ohne allzu weiches Nachgeben, Unterlassung brüsker Anrede, keine Aufforderung in barsch befehlendem Tone, Schlagfertigkeit, peinliches Vermeiden nicht rein objektiver, *persönlicher* affektiver Bindung, niemals Gereiztheit oder Ärger, sondern unerschöpfliche Geduld und Selbstbeherrschung, all das und nur das, konsequent durchgeführt, ist nach meinen Erfahrungen geeignet, dem Patienten das Gefühl der Überlegenheit und unbedingten Autorität des Arztes über ihn einzuflößen.

Äußerlichkeiten.

Aber auch in reinen Äußerlichkeiten darf sich der Psychotherapeut nicht gehen lassen! Bei empfindsamen Kranken — und welche unserer Patienten hätten diese Eigenschaft nicht? — kommen oft unwägbare Faktoren zur Wirkung, die gerade bei der Ausübung psychischer Behandlungsweise wohl beachtet sein wollen: Gepflegte Hände, peinliche Ordnung im Anzug (natürlich ohne Snobismus!), Bart- und Haarpflege sind nur einige dieser Punkte, die sicherlich den meisten Kollegen selbstverständlich erscheinen. Aber! denken Sie sich in folgende Situation hinein: Ein Arzt, der „auf Äußerlichkeiten nichts gibt“, ist im Begriff, eine sensible Patientin zu hypnotisieren; ihr Blick fällt im kritischen Moment auf — Bartstoppeln oder ungepflegte Fingernägel! Seien Sie überzeugt, peinliche Unlustgefühle werden augenblicklich bei der Patientin in Aktion treten, unerwünschte Ablenkung erzeugen und damit die Ausführung der Hypnose zunichte machen, wenn nicht ausnahmsweise andere übermächtige Faktoren die Wirkung dieser Hindernisse auszugleichen vermögen. Wer aber möchte sich auf einen solchen Zufall verlassen?

Das sind nur „Kleinigkeiten“, doch können sie den Erfolg in Frage stellen; der Psychotherapeut muß eben auch mit den Folgen solcher „Kleinigkeiten“ rechnen.

Nunmehr müssen wir uns die Maßnahmen klar machen, welche zu ergreifen sind, um einen Menschen in hypnotischen Zustand zu versetzen, dann, wie man die Hypnose durchführt und schließlich, wie man sie lege artis beendigt, mit einem Worte, wir müssen die allgemeine *Technik der Hypnose* studieren.

Methodik.

Im Hinblick auf den rein praktischen Zweck dieses Buches muß ich es unterlassen, in der Geschichte des Hypnotismus zu graben und die früheren Methoden, die vielfach von nun als falsch erkannten Voraussetzungen ausgingen und häufig von einem mehr oder weniger mystischen Nimbus umgeben waren, in nähere Betrachtung zu ziehen. Vielmehr muß ich mich darauf beschränken, dem Leser das vor Augen zu führen, was nach kritischer Sichtung für die moderne Psychotherapie übrig bleibt und daher ausschließlich für Praktiker in Betracht kommt.

Man wird um so mehr den Anschein geheimnisvoller Tuerei, welchen der Hypnotismus leider noch vielfach in den Augen nicht objektiv veranlagter Laien und Ärzte hat, vermeiden, je einfacher und natürlicher man seine Manipulationen gestaltet. Darin stimmen denn auch alle wirklichen Kenner dieses Gebietes überein, daß man alles überflüssige Brimborium bei der Hypnose beiseite lassen soll. Es ist damit die gelegentliche Anwendung eines äußeren Hilfsmittels zur Verstärkung oder Sicherung einer gegebenen Suggestion keineswegs verpönt. Jedoch die „magnetischen" Striche (Passes) Mesmers, die Fixierung eines glänzenden Gegenstandes nach Braid, die „elektrische" Hand, ebenso die „Faszination", d. h. Fixation der Pupille des Hypnotiseurs (Wirkung des „bannenden" Blickes des Tierbändigers!), die Verwendung eines plötzlich aufflammenden Lichtes oder explodierenden Pulvers, auch eine „einleitende" leichte Narkotisierung u. a. m. halte ich für oft nicht unbedenklich, für unzweckmäßig, zum mindesten für überflüssig.

Als unterstützendes Hilfsmittel kann man das langsame gleichmäßige Ticken einer großen Standuhr oder das Rauschen eines geöffneten Wasserleitungshahnes gelten lassen, um durch die Monotonie der Gehörsempfindungen die Entstehung eines gewissen Müdigkeitsgefühls zu begünstigen. Nur muss man darauf achten, daß der Patient dabei nicht in wirklichen Schlaf verfällt!

Sodann möchte ich auf einen — auch von Friedländer (Hypnose und Hypnonarkose, Ferd. Enke, Stuttgart 1920) empfohlenen — kleinen Kunstgriff hinweisen, der sich mir bei zahllosen Hypnosen als recht förderlich erwiesen hat: Das Fixierenlassen der Finger einer Hand bei gleichzeitiger langsamer Abwärtsbewegung derselben und leichtem Abwärtsschieben der Augenbrauenwülste des Patienten durch die Finger der anderen Hand. (Näheres siehe weiter unten bei der „Technik".) Die Augenlider folgen dann dem Blick nach abwärts, zugleich wird das suggerierte Schwergefühl in denselben objektiv verstärkt. Nur muß man vorsichtig und zart vorgehen!

Weitere kleine von anderen Autoren besonders für Fälle refraktären Verhaltens angegebene Triks folgen bei der Besprechung der Technik, doch darf man sich nicht verhehlen, daß sie nie zur Hauptsache werden dürfen; das A und O bei dem ganzen Vorgang ist die Suggestion, weshalb auch die genannten Hilfsmittel immer nur rein psychischen Effekt haben. Denn wenn der Patient nicht wüßte, was mit ihm geschehen soll, würden sich diese Äußerlichkeiten niemals in der gewünschten Richtung auswirken: Man gebe doch nur von vorneherein bei diesen Manipulationen gegenteilige, gegen das Schlafgefühl gerichtete Suggestionen, dann wird man den „Erfolg" alsbald sehen! Es muß eben die Vorstellung des Schlafes zunächst immer durch entsprechende sprachliche Äußerungen (Wortsuggestionen) oder, in Anknüpfung an solche, durch Gesten oder Gebärden, die ihnen gleichkommen und gleich aufgefaßt werden, der Psyche des Patienten übermittelt werden.

Aus diesem Grunde ist der psychologisch richtigste und daher auch wohl nach Ansicht der meisten modernen Psychotherapeuten empfehlenswerteste Weg die Herbeiführung der Hypnose nach der Verbalsuggestionsmethode. Diese muß das Rückgrat jedes Vorgehens bleiben; die hie und da angewandten äußeren Mittel sind nur unterstützendes Beiwerk!

Psychische Vorbereitung des Patienten.

Wichtig und unerläßlich ist in jedem Falle die psychische Vorbereitung des Kranken. Man muß diesen in geeigneter Weise, d. h. nicht zu wenig und nicht zu viel, über die Art seines Leidens, über die Prognose, über die Vorgänge bei der Hypnose und über die Art seiner Mitwirkung dabei aufklären. Wie man das macht, hängt in erster Linie von dem Bildungsgrade und der Auffassungsgabe des Patienten ab; ein allgemein gültiges Schema läßt sich deshalb nicht geben. Eine sorgfältige Untersuchung (s. oben) hat den Arzt bereits über die intellektuellen und sonstigen Qualitäten des Kranken, sowie über seine Eignung zu hypnotischer Behandlung aufgeklärt. In Zweifelsfällen habe ich es nie unterlassen, den Kranken zu einem für das vermutete Leiden zuständigen Facharzte zu schicken und mir den Befund von diesem zu erholen. Die Aufnahme der Vorgeschichte, welche ich mir vom Patienten gewöhnlich in möglichst spontaner Darstellung erzählen lasse, erteilt weitere wertvolle Aufschlüsse über die seelische Verfassung des Kranken, seine Intelligenz, seinen Bildungsgrad. Leitende Hinweise und gelegentlich eingestreute Fragen sind stets für den Patienten sichtlich erfreuliche Zeichen des Interesses, welches der Arzt an seinen Leiden und Besorgnissen nimmt, ein Faktor, dazu angetan, den Kranken seinem Arzte näherzubringen.

Nie unterlasse ich es, den Patienten zur Mitarbeit aufzufordern und ihm klar zu machen, daß er ohne diese nur sehr schwer oder auch gar nicht hypnotisiert werden kann.

Habe ich einen Patienten von geringer Bildung, mäßiger Intelligenz und unkomplizierter psychischer Struktur vor mir, so beschränke ich mich darauf, ihm eine für ihn faßliche Darstellung der Natur seines Leidens etwa in folgender Form zu geben: „Wie ich Ihnen bei unserer ersten Besprechung ja schon sagte, muß jeder Arzt, bevor er mit der Behandlung beginnt, genau wissen, was dem Kranken fehlt; ein gewissenhafter Arzt, der seinem Kranken wirklich helfen will, wird niemals anders handeln. Nach der neulich an Ihnen vorgenommenen Untersuchung vermutete ich ja schon ein bestimmtes Leiden; da ich jedoch einige Zeichen entdeckte, welche nur ein Spezialarzt mit seinen für diese Zwecke besonders geeigneten Instrumenten und mit seiner großen Facherfahrung vollends aufklären kann, habe ich Ihnen geraten, sich von diesem Arzte noch einmal genau untersuchen zu lassen. Der Herr Kollege bestätigt mir jetzt durch sein ausführliches Schreiben, daß meine Vermutung richtig war. Nun sind wir ganz sicher: Ihr Leiden ist ganz gewiss keine körperliche Krankheit (des Magens, Darms, Herzens usw.), sondern ein seelisch-nervöses, so daß hier auch am besten mit einer seelischen Behandlung geholfen werden kann. Sie sagten mir ja schon — und ich habe keinerlei Zweifel daran —, daß Sie von Ihrem quälenden Leiden befreit sein wollen. Wenn wir deshalb beide zusammenhelfen, so werden Sie sehen, wie bald sich alle Ihre Beschwerden verlieren."

Ein taktvoller Hinweis auf gelungene Hilfe bei Bekannten des Patienten, die ihm etwa die Behandlung empfohlen haben, kann dem Rufe des Arztes nicht schaden und wird suggestiv sicherlich günstig wirken.

Oder, wenn das Zeugnis des konsultierten Arztes die Diagnose in Richtung einer organischen Erkrankung modifiziert: „Sie sehen, wie recht ich hatte, als ich Ihnen spezialärztliche Untersuchung empfahl. Ihr Leiden ist also in der Tat ein körperliches, doch spielen dabei, wie Sie ja selbst verspüren, auch die nervösen Beschwerden eine so große Rolle, daß sie einer seelischen Behandlung, welche sie, wenn auch nicht ganz zu beseitigen, so doch erheblich zu lindern vermag, wohl wert wären. Sie würden auch das als große Erleichterung empfinden" oder ähnliches.

Wünscht der Kranke psychische Behandlung und zeigt er offenbares Vertrauen dazu, dann lasse ich etwa in folgender, möglichst leicht verständlicher Weise die Aufklärung über das Wesen der Hypnose folgen:

„Sie willigen also in eine Behandlung mit sog. Hypnose ein. Diese ist ein schlafähnlicher Zustand und eine besondere Methode der allgemeinen seelischen Behandlung. In ihr sind manche Leiden, wie z. B. das Ihre, durch einen kundigen Arzt besonders leicht zu beeinflussen, ohne daß der Patient irgendwelche Beschwerden dabei verspürt. Stellen sie sich nun unter einer Hypnose nichts Übernatürliches vor; irgend ein Wunder oder eine Zauberkraft ist nicht dabei: Wenn Sie nur genau auf meine Worte achten, so werden Sie allmählich und immer deutlicher die Wirkung spüren, sehr bald Schlafgefühl bekommen, und schließlich wird es Ihnen sein, als ob Sie wirklich ruhig schliefen. Doch wird Ihr Bewußtsein nicht völlig schwinden, wie im tiefen natürlichen Schlafe, vielmehr werden Sie mich während der ganzen Hypnose sprechen hören und auch meine Worte verstehen. In diesem Zustande werden sich Ihre Nerven beruhigen und Ihre Beschwerden bessern, weil ich während der Hypnose leichter mit Ihrem Gehirn, mit dem ja alle Nerven zusammenhängen, in Verbindung treten kann, als in Ihrem gewöhnlichen, wachenden Zustande. Diese Behandlungsart hat schon Tausende von ihren Leiden befreit und noch keinem geschadet. Sie brauchen deshalb keinerlei Angst oder Aufregung zu haben, sondern können sich mit aller Ruhe dem, wie Sie bemerken werden, ganz angenehmen Schlafgefühle hingeben."

Weiter gehe ich in der Aufklärung Intellektschwacher oder Ungebildeter gewöhnlich nicht, in der Erwägung, daß immer, wo das Verständnis aufhört, die Phantasie lückenfüllend einspringt und phantastische Produkte in solchen Naturen nicht selten hemmende Vorurteile (Autosuggestionen!) zu erzeugen pflegen. Wenn deshalb nach einer solchen Aufklärung ein Kranker noch Ängstlichkeit oder Mißtrauen zeigt, so lasse ich ihn meist getrost nach Hause gehen mit der Weisung, sich noch einmal alles ruhig zu überlegen und dann wiederzukommen.

In anderen Fällen hatte ich oft prompten Erfolg, wenn ich den Zweifler sich zunächst mit einer Versuchsperson über das in Frage stehende Thema unterhalten ließ und diese dann langsam in ruhige Hypnose versetzte, selbstverständlich unter Vermeidung allen Experimentierens!

Bei geistig höherstehenden Patienten genügt dieses Maß der psychischen Vorbereitung in den meisten Fällen nicht. Da man von einem solchen Kranken viel weitergehende Mitarbeit verlangt, muß man ihm auch die Möglichkeit geben, die Situation klar zu übersehen. Wenn irgend angängig, lasse ich mir zu dieser Aufklärung reichlich Zeit und frage zunächst den Kranken, ob er sich über die mit der Hypnose zusammenhängenden Fragen schon orientiert hat, und auf welchem Wege dies geschah. Nicht ganz selten kommt dann eine stattliche Reihe „populärer Schriften" zum

Vorschein, deren Wert als einwandfreies Lehrmittel nicht außer Zweifel steht. Vom Studium solcher Bücher ist den Kranken abzuraten; vielmehr soll der Arzt grundsätzlich die in Betracht kommenden Punkte persönlich mit dem Kranken besprechen. Je nach Art des Leidens kann man den Anknüpfungspunkt suchen, dann das Gespräch auf den engen Zusammenhang richten, in welchem psychische Ursachen und körperliche Wirkungen stehen. Als Beispiele nenne man das Erröten bei Scham oder Verlegenheit, das Erblassen und Zittern bei Schreck, den Schweißausbruch bei Angst u. a. Auch die oft erheblichen körperlichen Auswirkungen der Traumvorgänge wird man nicht unberücksichtigt lassen. Ebenso ist es in manchen Fällen von praktischem Interesse, psychische Insulte und ihre oft schwerwiegenden körperlichen Wirkungen, ferner auch die häufig bestehende „psychische Überdeckung" körperlicher Krankheiten zu erörtern.

Besonders die Frage der psychischen Hemmungen (s. Kapitel II) ist recht wichtig, weil sie als Übergang von all diesen Themen zu den mit der Hypnose zusammenhängenden Vorgängen verwertet werden kann. Bei der Besprechung dieser letzteren achte man darauf, daß etwa vorhandene falsche Vorstellungen über „Willensschwächung" in der Hypnose durch den Hinweis auf die Notwendigkeit der Mitwirkung des Kranken, sowie auf das Ziel der Hypnose, den Willen zu stärken und nicht zu schwächen, beseitigt werden. Die psychologische Auffassung und Erklärung der Hypnose lehne man an die am Anfang dieses Kapitels gegebenen Erörterungen an.

Technik:

Einleitung der Hypnose.

Erst nach einer solchen ausgiebigen psychischen Vorbereitung schreite man zur Einleitung der Hypnose selbst, und zwar, wie bereits angedeutet, am besten und sichersten nach der Verbalsuggestionsmethode. Was die Technik des Vorgehens anbetrifft, so muß man auch hierin individuell vorgehen und jede Schablonisierung vermeiden. Man muß sich ferner davor hüten, sich einige feststehende Sprüche einzulernen und diese nun bei allen Fällen — ohne Rücksicht auf das Ergebnis der Voruntersuchung, auf Bildungsgrad und Auffassungsgabe und Artung des Kranken — anwenden zu wollen. Vielmehr wird man gut tun, sich einen ausreichenden Wortvorrat anzueignen, um damit auch gleichsinnige Gedanken in verschiedener Weise und in mannigfachem Wechsel schnell und ohne lange Überlegung vorbringen zu können. Immerhin ist es trotz der Notwendigkeit solcher Individualisierung möglich, den Verlauf einer „Normal-Hypnotisierung", wie er sich mir nach manchen Vorbildern (Liébeault, Bernheim, Wetterstrand u. a.) und nach eigenen Erfahrungen ergeben hat, ungefähr zu schildern:

Zunächst suggeriere ich dem Patienten, den ich in der vorhergehenden Unterhaltung in eine ruhige und zutrauliche Stimmung versetzt habe, Suggestibilität, d. h. ich erläutere ihm, wenn es vorher noch nicht geschehen ist, daß alle geistig normalen und einigermaßen konzentrationsfähigen Menschen beeinflußbar sind. Schon der innere Wunsch, zu dieser Menschengruppe zu zählen, entbehrt nicht einer gewissen suggestiven Kraft.

In manchen Fällen habe ich mir, wenn ich recht skeptischen Personen gegenüberstand, mit einem kleinen, leicht ausführbaren und fast stets gelingenden Experiment geholfen, um ihnen ihre eigene Suggestibilität förmlich zu demonstrieren: Ich forderte sie auf, sich mit einer Körperseite so an die Wand zu stellen, daß der herabhängende Arm sich zwischen Körper und Wand befand, und dann etwa 15 Sekunden lang bei gestrecktem Arm mit der Gegend des Handgelenkes einen stetigen, möglichst kräftigen Druck gegen die Wand auszuüben, ohne den Körper anzulehnen.

Wenn nämlich die Versuchsperson nach Ablauf dieser Zeit eine Viertelwendung macht, so daß sie mit Rücken oder Gesicht nach der Wand zu stehen kommt, und dabei noch zur Vermeidung einer Ablenkung die Augen schließt, so wird ihr — wie man bei Beginn des Experiments vorausgesagt

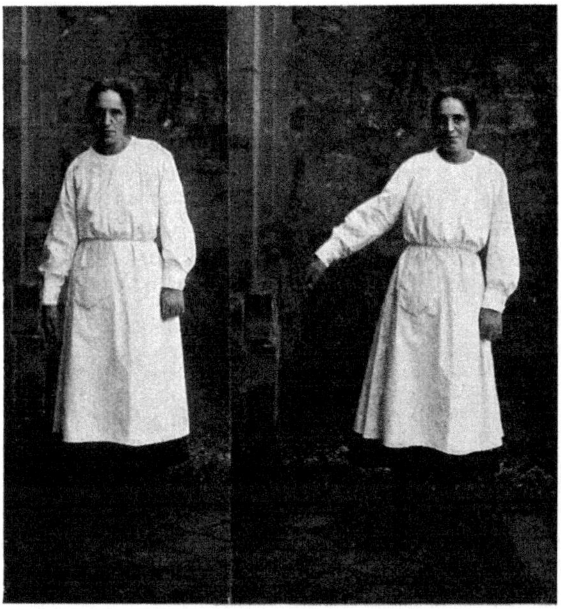

Abb. 14. Einer skeptischen Person wird im Wachzustand ihre Suggestibilität demonstriert.

— der Arm spontan und rein passsiv, oft fast bis zur Wagerechten, die Abduktionsbewegung ausführen (s. Abb. 14).

Dieser Effekt (der wohl in der weiterbestehenden Tendenz des vorher fast isoliert beanspruchten M. deltoides zur Kontraktion und in der gleichzeitig noch andauernden Ausschaltung der Antagonisten begründet ist) wirkt auf den Patienten meist so überzeugend, daß dann oft eine einfache Schlafsuggestion genügt, um den gewünschten hypnotischen Zustand herbeizuführen.

Zur eigentlichen Einleitung der Hypnose lasse ich den Patienten auf einem Divan oder einem Armlehnsessel eine möglichst bequeme Lage einnehmen.

Sodann stelle ich mich an die Seite des Patienten und berühre mit den Spitzen des Daumens und Mittelfingers einer Hand die Augenbrauenwülste des Patienten von der Stirn her. Zugleich halte ich die andere Hand mit einander gegenübergestellten Daumen und Mittelfinger so über die Stirn des Patienten, daß dieser, um Daumen und Fingerspitzen fixieren zu können, den Blick leicht nach oben richten muß (s. Abb. 15). Während ich nun den Patienten auffordere, ruhig nach den vor seinen Augen befindlichen Fingerspitzen zu blicken, nur auf meine Worte zu achten und gleichmäßig ruhig und tief zu atmen, gebe ich zugleich die Suggestion: „Sie werden nun sogleich ein Gefühl der Schwere in den Augenlidern verspüren. Sie fühlen bereits ihre Glieder schwer und schlaff werden, Ihren Körper von einem angenehmen Wärmegefühl durchströmt und bemerken deutlich und immer stärker eine wohltuende Müdigkeit im ganzen Körper. Sie merken bereits an all diesen Zeichen, wie die Hypnose bei Ihnen zu wirken beginnt. Dabei haben Sie keinerlei Beschwerden, fühlen sich im Gegenteil außerordentlich wohl. Ihre Lider werden immer schwerer, das Gefühl, daß der Schlaf kommt, immer stärker, die Augen beginnen bereits, sich zu schließen." Während dieser Suggestionen senke ich ganz langsam, doch stetig die fixierte

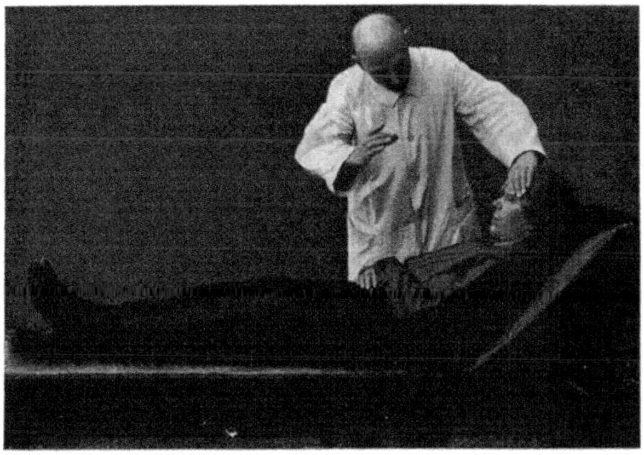

Abb. 15. Erleichternde Handgriffe bei Einleitung einer Hypnose.

Hand nach unten; der Blick des Patienten folgt und damit senken sich auch die Lider. Zugleich übe ich, wenn die Augen sich jetzt nicht spontan vollends schließen, mit Daumen und Mittelfinger der anderen Hand einen zunächst unmerklichen, dann sich allmählich verstärkenden Druck gegen die Augenbrauenwülste von der Stirn her aus, wodurch die oberen Augenlider mechanisch nach unten zu gedrängt werden. Dadurch wiederum macht sich das suggerierte Schweregefühl in den Augenlidern subjektiv stärker bemerkbar. Die Folge ist zumeist ein passives Zufallen der Augen nach ganz kurzer Zeit, oft schon wenige Sekunden nach Beginn der Hypnose.

In diesem Stadium des Vorgehens muß man sich, wiewohl man die Ermüdungserscheinungen dem Patienten schildern soll, doch davor hüten, besonders die Konzentrierung auf das Gefühl der Schwere in den Augenlidern, die Mattigkeit, die Schlaffheit der Glieder allzustark zu betonen, vielmehr ist es ratsam und für den Patienten angenehmer, wenn man das Hauptgewicht auf die Suggestionen des Ruhegefühls, der angenehmen Stimmung und des vollkommenen Wohlbefindens legt. Auf keinen Fall darf man gerade diese Suggestionen unterlassen!

Man suggeriert nun weiter: „Der Schlaf ist nun bereits eingetreten und wird sich mit jedem Atemzug vertiefen. Atmen Sie ruhig, ohne sich anzustrengen. Sie fühlen jetzt bereits die wohltuende Beruhigung, welche die Hypnose auf Sie ausübt. Sie schlafen jetzt tiefer, alles versinkt, Sie hören nur noch deutlich meine Stimme." Dies letztere empfiehlt sich öfters zu betonen, um dauernden Rapport aufrecht zu erhalten!

Oft ist es zweckdienlich, jetzt Katalepsie z. B. eines Armes zu suggerieren, um dem Patienten die Wirksamkeit der Hypnose gleichsam ad oculos zu demonstrieren: „Wenn ich jetzt mit meiner Hand Ihr rechtes Handgelenk umfasse, werden Sie sofort spüren, wie alle Muskeln Ihres Armes steif und bretthart werden. Der Arm stellt sich senkrecht in die Höhe (man hilft, wenn die Stellung nicht spontan eingenommen wird, leicht nach) und bleibt so stehen. Sie können den Arm jetzt nicht mehr von sich aus bewegen, versuchen Sie es nur, es geht nicht, trotz aller Anstrengung. Erst wenn ich es Ihnen sage, erst wenn ich das Handgelenk wieder berühre (oder ähnliche Suggestionen), werden Sie den Arm wieder frei bewegen können. Ihr Arm steht jetzt noch steif und unbeweglich in die Höhe, ich erfasse jetzt Ihr Handgelenk, sofort — Sie spüren es — löst sich die Starre, der Arm fällt schlaff herunter, Sie können ihn wieder selbst beugen und strecken (Aufforderung hiezu). Sie haben jetzt deutlich gefühlt, welch mächtigen Einfluß die Hypnose auf Ihren Körper ausüben kann."

Jetzt ist der Kranke auch andern Suggestionen zugänglich, welche sich nun in der Richtung zu bewegen haben, wie sie die Therapie in dem jeweiligen Falle erfordert (s. unten: Fälle und Beispiele).

Die beginnende Wirkung der Schlafsuggestion erkennt man meist an dem nur ganz kurz andauernden „glasigen" Blick, den Eintritt des Erfolges an den geschlossenen, oft leicht vibrierenden Lidern bei meist nach oben gerichteten Bulbi, an der Unfähigkeit, ohne entsprechenden Befehl spontan die Augen zu öffnen, an dem erschlafften und ruhig behaglichen Gesichtsausdruck und den gleichmäßig ruhigen Atemzügen.

Technizismen.

Nicht immer verläuft die Einleitung einer Hypnose so glatt und widerstandslos wie der soeben geschilderte „Normalfall". Für solche Personen, welche nicht beim ersten Anlauf den gegebenen Suggestionen erliegen, werden von verschiedenen Autoren besondere kleine Technizismen angegeben, welche den gewünschten Erfolg eher herbeiführen sollen. Wenn ich auch diese Tricks — wie oben schon betont — nur als unterstützendes Beiwerk der Verbalsuggestionsmethode betrachte, so seien sie gleichwohl erwähnt, weil, wie besonders Schultz bemerkt, manche Patienten trotz Aufklärung derartige Äußerlichkeiten erwarten und zweitens, weil es jedem Kollegen unbenommen sein soll, sich günstige Erfahrungen auch anderer Hypnotiseure zunutze zu machen.

So empfiehlt Großmann (nach Schultz, l. c.), dem auf einem Divan in halb sitzender, halb liegender Stellung befindlichen Patienten zu suggerieren, daß ein Gefühl der Wärme seine Glieder durchziehe, daß vor allem seine Arme, die auf den Knien aufliegen, bleischwer würden. „Bei diesen Worten hebe ich diese, sie bei den Handgelenken erfassend, ein wenig in die Höhe und lasse sie mit einem leichten Ruck meiner Hände plötzlich fallen. Sie fallen anscheinend bleischwer auf den Knien auf, der Patient hat tatsächlich das Gefühl außerordentlicher Müdigkeit in seinen Armen, wie es mir fast allseitig bestätigt worden ist." Schultz empfiehlt diesen

Trick aus eigener ausgedehnter Erfahrung, fügt jedoch die Mahnung hinzu, sich vorher durch leichte passive Bewegungen der Arme des Kranken zu überzeugen, ob diese auch wirklich ganz erschlafft sind. „Besteht aus irgendeinem Grunde bereits eine gewisse Spannung der Muskulatur, so fallen die Arme natürlich nicht „bleischwer" nieder und die entsprechende Suggestion bleibt wertlos."

„Nun kommt", sagt Großmann weiter, „der Haupttrick. Ich bitte den Patienten, seine Augen zu schließen oder schließe sie ihm schnell selbst, ergreife seine Handgelenke bei rechtwinklig nach oben flektierten Unterarmen und suggeriere, daß er so müde würde, daß er sich nicht mehr aufrecht halten könne, sondern unbedingt hintüber falle. Dabei drücke ich ihn selbst mit minimalen Rucken allmählich hintüber, bis er mit dem Kopf an der Fauteuillehne angelangt ist, und erteile, wenn überhaupt noch nötig, den Schlafbefehl.

Wie mir von meinen Patienten versichert wird, wird so ein unbezwingliches Müdigkeitsgefühl erzeugt, wohl basierend auf einem leichten Schwindelgefühl, von dessen Eintreten sich ein jeder leicht überzeugen kann, wenn er in sitzender Stellung bei geschlossenen Augen sich selbst langsam ziemlich tief hintüber legt.

Der Vorgang muß sich natürlich in wenigen, längstens 6—10 Sekunden abgespielt haben und erfordert allerdings einige Übung. Ich hoffe mit der Mitteilung dieser Methode gerade den Anfängern in der Hypnotisationspraxis unter den Kollegen einen Dienst zu erweisen."

An Stelle dieses Tricks empfiehlt Schultz (l. c.), „daß man bei dem sitzenden Patienten unter ähnlichen Worten wie „jetzt wird Ihnen etwas schwindlig, Ihr Kopf wird ganz schwer, sinkt ganz willenlos hintenüber" mit der bereits vorher auf die Stirn des Patienten gelegten Hand den Kopf nach hinten überlegt, bis er an einer Stütze (Wand, Sessellehne) aufliegt. Die Augen des Patienten sind hierbei geschlossen." Schultz „sah häufig bei dieser sehr einfachen Maßnahme augenblicklich Somnambulismus auftreten, während mit reiner Verbalsuggestion nur Hypotaxie, ja vielleicht nur Somnolenz zu erzielen war." Der Autor fügt jedoch als seinen persönlichen (auch von mir oben vertretenen) Standpunkt hinzu, „daß das ideale Vorgehen die reine Verbalsuggestion ist, ohne Fixieren, ohne alle Tricks".

Ein Verfahren darf an dieser Stelle nicht unerwähnt bleiben, weil es erstens in besonders hohem Maße Individualisierung in jedem Falle ermöglicht, dann auch, weil es, wie mir scheint, in besonders schwierigen Fällen die Erzielung einer tiefen Hypnose leichter und schneller zuwegebringt als andere Methoden: Die sog. fraktionierte Methode, die von O. Vogt mit außerordentlich feinem psychologischem Verständnis ausgebaut und praktisch angewandt wurde. Ihr Wert besteht vor allem darin, daß der Kranke zu kräftiger aktiver Mitarbeit bei der Hypnose herangezogen wird, daß die Hypnose durch dieses Verfahren nach Belieben vertieft werden kann, und daß ferner der Arzt Gelegenheit bekommt, sein Vorgehen ganz den Eigenheiten des Kranken anzupassen, d. h. das zu tun, was diesem behagt, und zu unterlassen, was ihm etwa widerstreben würde. Außerdem wird bei dieser Methode besonders leicht der notwendige Rapport aufrecht erhalten. Der Vorgang spielt sich in der Weise ab, daß man nach der üblichen Vorbereitung zunächst Schwerwerden der Augenlider suggeriert, bis Patient die Augen schließt. Nach einer Weile weckt man den Kranken wieder auf (s. unten), läßt ihn sich über seine Empfindungen aussprechen und bedeutet ihm, daß die nächste Hypnose noch tieferen Schlaf herbeiführen werde. Sodann suggeriert man: „Die Augen fallen jetzt von selbst zu, das Schlafgefühl kommt nun mit Macht über Sie" usw., wie oben.

Trotz sorgfältigen Vorgehens in jedem einzelnen Falle werden nun jedem Praktiker im Laufe seiner Betätigung Kranke unter die Hand kommen, welche ihrer Hypnotisierung erheblichere Schwierigkeiten entgegensetzen. Zum Teil habe ich solche Fälle soeben gestreift und angegeben, durch welche Tricks viele Hypnotiseure ihrer Herr zu werden suchen. Oft kommt man jedoch auch mit diesen Mitteln nicht zum Ziele. Es ist deshalb ratsam, sich noch andere Wege offen zu halten, wie sie z. B. eine Autorität auf psychotherapeutischem Gebiete, Prof. Dr. Friedländer weist, welcher für solche refraktäre Fälle ein nicht auf Tricks, sondern fast rein auf psychologische Momente eingestelltes Vorgehen empfiehlt, das sich auch mir mannigfach praktisch bewährt hat. Er beschreibt in seiner schon erwähnten Spezialarbeit: „Die Hypnose und die Hypnonarkose" in vorbildlicher Weise, wie man bei Kranken, bei denen zunächst irgendwelche Hemmungen oder innere Hindernisse gegen die Verwirklichung der Hypnose bestehen, am zweckmäßigsten vorgeht. Vor allem rät er davon ab, sich zu leicht entmutigen zu lassen, eine Mahnung, die besonders von Anfängern beherzigt werden sollte.

Bei der Besprechung solcher Fälle unterscheidet Friedländer (l. c.): „1. Patient fixiert nicht; weder das Auge noch den Finger des Arztes. Seine Blicke wandern hin und her, er dreht und wendet den Kopf usw. In solchen Fällen muß der Arzt mit kurzen, eindringlichen Worten ermahnen, aber ohne Schärfe, ohne Ungeduld und Empfindlichkeit: „Ich habe Ihnen vor Beginn der Behandlung auseinandergesetzt, daß ich Sie nur mit Ihrer Hilfe hypnotisieren kann. Wenn Sie sich der kleinen Mühe, wenige Minuten Ihre Aufmerksamkeit anzuspannen, nicht unterziehen wollen oder können, wenn Sie das Ziel nicht lockt, dann wollen wir beide uns nicht unnütz quälen!

Erfolgt darauf kein ernsthafter Protest seitens K. (des Kranken), erfolgt nicht die Erklärung, K. wolle sich Mühe geben, so ist es besser, keinen zweiten Versuch zu machen. Bittet jedoch K., daß H. (der Hypnotiseur) seine Bemühungen nicht einstelle, so sage man aber nicht im Schulmeisterton: „Gut wir wollen es noch einmal versuchen, aber wenn Sie sich keine Mühe geben, usw." Das wäre psychologisch grundfalsch, denn je unzufriedener K. selbst ist, daß der erste Versuch mißlang, je mehr er hypnotisiert zu werden wünscht, desto stärker wird die Besorgnis vor einem zweiten Mißerfolg sein. Das Nichtgelingen des ersten Versuchs darf K. nicht als etwas Besonderes erscheinen oder hingestellt werden, andernfalls schaltet man einen störenden Affekt ein, und damit eine Hemmung.

H. sagt vielmehr etwa folgendes: „Wir werden den Versuch wiederholen, und er wird gelingen. So wie es Ihnen geht, geht es vielen. Infolgedessen haben Sie keine Veranlassung, mit sich unzufrieden zu sein. Diese Anspannung der Aufmerksamkeit, das Ungewohnte der ganzen Lage verlangt einige Übung und Anpassung." (Es empfiehlt sich, den zweiten Versuch dem ersten unmittelbar anzuschließen.)

2. K. versagt aber auch beim zweitenmal. Statt zu fixieren zeigt er das oben erwähnte Verhalten.

Entweder liegt ein Mangel der Technik vor, oder H. ist K. unsympathisch, K. hat kein Vertrauen zu diesem Arzte, oder keines zu dieser Behandlungsart, oder K. hat aus früherer Zeit her Hemmungen.

Oder es fehlt die notwendige Intelligenz und Willenskraft bei K.

Oder endlich K. will nicht hypnotisiert werden, hat aber nicht den Mut, dies offen zu sagen. (In der Privatpraxis sehr selten!)

Wenn die Ursache des zweiten Mißerfolgs in Hemmungen liegt, sei es Angst vor „Willensunterjochung", die Angst K. könnte in der Hypnose zum Ausplaudern von „Geheimnissen" veranlaßt werden und dergleichen, so muß H. auf Grund seiner Erfahrungen entscheiden, ob er weitere Versuche anstellen will."

So weit Friedländer. Ich persönlich bin überzeugt, daß man in weitaus den meisten Fällen um so mehr die Störung des Hypnoseeintritts durch solche Hemmungen oder auch durch Mangel an Intelligenz und Willenskraft des Patienten vermeiden wird, je exakter die Gesamtuntersuchung erfolgt, und je sorgfältiger man die psychische Vorbereitung vor der Hypnose durchführt und sie der Eigenart des Patienten anpaßt.

Eine andere Gruppe von Kranken, bei denen ein besonderes Vorgehen angezeigt erscheint, führt Friedländer noch vor, die „erregbaren, zerstreuten, fahrigen Naturen", über deren Eigenschaften wir uns schon bei der Erhebung der Vorgeschichte, wie auch im Verlaufe der allgemeinen Untersuchung möglichst eingehend unterrichten. Friedländer schildert sein Vorgehen in solchen Fällen etwa wie folgt: H.: „Ich sehe, es fällt Ihnen schwer, ruhig zu liegen, auf meine Augen (meine Finger) zu sehen. Denken Sie nun überhaupt nicht an den Zweck dieser Sitzung. Schalten Sie jeden Gedanken an die Hypnose aus. Vor allem unterdrücken Sie jedes Gefühl der Unzufriedenheit, und seien Sie sicher, daß wir, wenn auch auf einem kleinen Umwege, zu unserem Ziele gelangen. Wir machen jetzt eine Konzentrationsübung. Ich werde einige Fragen an Sie stellen, welche mit Ihrer Krankheit usw. gar nichts zu tun haben. Sie sollen aber Ihre Aufmerksamkeit auf eine möglichst richtige und rasche Beantwortung einstellen."

Es folgen nun allgemeine Fragen aus dem Gebiete des Rechnens, der Geographie usw., welche dem Bildungsgrade des Patienten angepaßt sein müssen und möglichst prompt beantwortet werden sollen. „Ihr Inhalt ist nebensächlich, das Hauptsächliche liegt in dem Zwange, schnell zu assoziieren und sich zu konzentrieren. Ist letzteres K. gelungen, so gehen wir einen Schritt weiter. H.: „Sie haben Ihre Aufmerksamkeit sehr gut angespannt. Nun sehen Sie unverwandt nach der Zimmerdecke, so lange, bis ich „genug" sage. Zählen Sie langsam von eins bis zehn und von zehn bis eins. Nun versuchen Sie, die Blickrichtung zu ändern. Das ging auch sehr gut. Nun sehen Sie mich (meinen Finger) einen Augenblick an (1 bis 2 Sekunden). Schließen Sie die Augen (1—2 Sekunden), öffnen Sie die Augen." — Nachdem dies mehrmals wiederholt wurde, wird die Sitzung beendet.

Die nächste wird in der gleichen Weise begonnen. K. wird aber aufgefordert, längere Zeit H. (oder dessen Finger) zu fixieren, die Augen 10, 15, 20 Sekunden geschlossen zu halten. Macht sich trotz dieser Vorübung Unruhe und Unaufmerksamkeit bemerkbar, so muß K. neuerdings durch einige nicht ärztliche Fragen oder Bemerkungen abgelenkt werden. Ist aber die eine Übung gelungen, so geht man allmählich dazu über, die Hypnose in der früher beschriebenen Weise durchzuführen.

Es gibt aber auch Kranke, welche im Gegensatz zu dieser Gruppe „zuviel, zu selbständig mitarbeiten wollen, ihre Aufmerksamkeit auf den

Eintritt der Hypnose derart anspannen und sich so stark beobachten, daß sie die Erfüllung der Suggestion hemmen".

Solche und ähnliche Kranke, die man an ihrem starren Blick, an ihrer krampfhaften „Bereitschaft" erkennt, verweist man auf die Tatsache, daß der Schlaf, wenn man, abends im Bett liegend, ihn herbeizuzwingen versucht, immer mehr flieht und das Ermüdungsgefühl allmählich gänzlich schwindet. Demgemäß gibt man dem Kranken den Rat, seine Gedanken zu entspannen, sich nicht zu beobachten, nichts zu erwarten und nichts erzwingen zu wollen, sich vielmehr nur ganz bequem hinzulegen und auf die Worte des Arztes zu achten.

Oder aber man wendet nach dem Rate Friedländers die oben beschriebene „fraktionierte Methode" von O. Vogt an.

Wenn jedoch ein Patient, wie es nicht allzu selten vorkommt, aus dem Umstande, daß er während der — tatsächlich verwirklichten — Hypnose Geräusche gehört und Gespräche vernommen hat, den Schluß ziehen zu müssen glaubt, daß eine Hypnose bei ihm überhaupt nicht eingetreten war, so ist er darauf hinzuweisen, daß sehr häufig nicht mehr beabsichtigt, zuweilen auch nicht mehr erreichbar ist, als die Herbeiführung eines leichten Schlafzustandes. Ich betone diesen Personen gegenüber auch stets ausdrücklich, daß ja gerade die Erhaltung der Gehörseindrücke zur Durchführung einer richtigen Heilhypnose wichtig ist und deshalb von mir in allen Fällen angestrebt wird.

Um aber auch jene für den Arzt nicht gerade angenehmen Situationen zu vermeiden, in denen der Kranke „eine unmittelbare Täuschung des Arztes beabsichtigt und nur so tut, als wäre die Hypnose eingetreten", kann ich nur den Rat Friedländers unterstreichen, die sog. „Befehlshypnose", deren Anwendung ich oben schon widerraten habe, zu unterlassen und den Kranken bei der Einleitung und Durchführung der ersten Hypnose genau zu beobachten. „Bei der langsam eingeleiteten, psychologisch erklärten und herbeigeführten Hypnose werden solche Kranken nicht „auf ihre Kosten kommen." Denn der Hypnotiseur kann die allmähliche Verwirklichung der Suggestion ebenso beobachten wie ihr Ausbleiben."

Damit wären einige der wichtigsten „Zwischenfälle", wie sie bei der Einleitung einer Hypnose auftreten können, unserer Schilderung eingefügt. Da jedoch die Menschen nach Anlage und Erziehungseffekt unter sich so verschiedenartig sind, daß keiner dem andern auch nur annähernd gleicht, so sind die Möglichkeiten der Vorkommnisse mit den angeführten Kategorien natürlich nicht erschöpft, und jeder Einzelfall beansprucht vielleicht kleine Abweichungen des Verfahrens nach dieser oder jener Richtung, wie sie die Individualität des Kranken gerade verlangt, doch hoffe ich, für das Vorgehen des ärztlichen Praktikers die Grundlinien gegeben zu haben, nach denen er sich bei der Einleitung eines hypnotischen Zustandes in den meisten Fällen richten kann.

Durchführung der Hypnose.

Bei der Durchführung einer — therapeutisch verwertbaren — Hypnose ist eine conditio sine qua non die Aufrechterhaltung des Rapports, welche wir durch zweckentsprechende Suggestionen erzielen. Nachdem die Schlafsuggestion beim Kranken verwirklicht ist, fragen wir ihn direkt: „Hören Sie mich sprechen?" Erfolgt darauf eine bejahende

Antwort, so ist es gerade für den praktischen Arzt, der oft plötzlichen Störungen ausgesetzt ist, nicht nur zweckmäßig, sondern unbedingt notwendig, ein plötzliches ungewolltes Aufschrecken des Patienten aus der Hypnose — nach Friedländer — etwa durch folgende Suggestionen zu verhindern: „Sie schlafen ruhig weiter. Es wird Ihnen kein Geräusch zum Bewußtsein kommen. Wenn jetzt stark an die Tür geklopft wird, wenn die Hausschelle oder die Glocke am Fernsprecher ertönt, wenn ich das Zimmer verlassen muß — nichts wird Sie stören. Sie hören jedoch jedesmal, wenn ich mit Ihnen spreche. Sie haben gut verstanden?" K. antwortet: „Ja".

Nun kann es jedoch bisweilen vorkommen, daß der Rapport mit dem Kranken verloren geht, besonders, wenn die Vorbereitung nicht recht sorgfältig war, die Einleitung der Hypnose zu hastig erfolgte oder die Suggestionen nicht in entsprechender Weise gegeben wurden. In solchen Fällen, die übrigens nach meiner Erfahrung außerordentlich selten sind, kann es geschehen, daß der Kranke die Worte des Arztes nicht mehr hört und dadurch außer Kontakt mit ihm gerät. Ein solches Ereignis ist öfters, besonders in weniger unterrichteten Kreisen, als ein sehr zu fürchtendes geschildert und zu der Gefahr aufgebauscht worden, daß es unter Umständen nicht mehr gelingt, den Patienten aus der Hypnose zu erwecken. Wenn das auch übertrieben ist, so soll doch der gewissenhafte Arzt Vorsicht nicht außer acht lassen und durch sorgfältige Indikationsstellung schwere Psychopathen und zu Dämmerzuständen neigende Kranke von der Behandlung mit Hypnose ausschließen.

Im allgemeinen ist es recht einfach, den etwa verloren gegangenen Rapport wieder herzustellen. Man benützt dann einfach statt der Verbindung durch das Gehör zunächst den Gefühlssinn des Kranken, legt die — am besten stark abgekühlte — Hand auf dessen Stirn und übt einen leichten Druck aus. Zugleich gibt man dem Patienten mit etwas lauterer Stimme als bisher die Versicherung, daß er den Druck auf seiner Stirn und die Kälte empfinde, daß er dadurch mit dem Arzte wieder in Verbindung getreten sei, und daß er nunmehr auch dessen Stimme wieder höre und auf Fragen entsprechend antworten werde. Fragt man dann, so kann man der Antwort sicher sein, wenn sie oft auch zunächst nur zögernd und leise erfolgt. Der Rapport ist wieder hergestellt.

Beendigung der Hypnose.

Auch bei der Beendigung des hypnotischen Zustandes muß man sich vor fehlerhaften Maßnahmen und Unterlassungen hüten. Besonders darf man niemals gewaltmäßig und plötzlich das Erwecken vornehmen, sondern soll langsam, nach und nach die einzelnen Suggestionen, die man zur Herbeiführung des hypnotischen Zustandes gegeben hat, wieder aufheben, etwa in folgender Weise: „Ich werde Sie jetzt aus der Hypnose erwecken. Sie fühlen, wie die Müdigkeit verschwindet, wie Ihre bis jetzt schlaffen Glieder allmählich sich immer mehr anspannen. Ohne jede Schwierigkeit können Sie jetzt z. B. Ihre Arme in die Höhe heben, beugen, strecken. Sie fühlen sich wohl, frei und leicht, merken immer klarer, wie Ihr Bewußtsein wiederkehrt, empfinden keinerlei Beschwerden, kein Druckgefühl im Kopf, im Gegenteil spüren Sie, wie auch das Gefühl der Schwere aus den Augenlidern verschwindet. Die Müdigkeit hat sich jetzt gänzlich verloren, und wenn ich nun bis „7" zähle, werden Sie ganz leicht die Augen öffnen und sich frisch und munter fühlen, genau wie nach einem erquickenden Schlafe. 1, 2, 3, 4 usw."

Eine Suggestion pflege ich vor Abschluß der Hypnose, noch während derselben nie zu unterlassen, um den Patienten vor spielerischen Experimenten zu schützen: „Sie werden in Zukunft nur von einem Arzte, niemals aber von einem anderen Menschen hypnotisiert werden können. Wenn ein solcher es, auch mit Ihrer Zustimmung, versuchen sollte, werden Sie ihn auslachen und werden selbst merken, daß es nicht geht. Sie haben selbst gesehen, wieviel Fachkenntnisse zur Herbeiführung einer echten und unschädlichen Hypnose gehören. Da nur ein Arzt solche Kenntnisse haben kann, vermag auch nur ein solcher Sie künftig in Hypnose zu versetzen." Mit dieser Suggestion habe ich recht gute Erfahrungen gemacht und ihre Wirksamkeit durch wiederholte Versuche konstatieren können.

Nach Wiederherstellung des gewöhnlichen Wachzustandes lasse ich den Patienten in der Regel noch einige Minuten in seiner bequemen Lage auf dem Ruhebett, erst dann lasse ich ihn sich langsam erheben und beobachte die Realisierung der während der Hypnose gegebenen Heilsuggestionen.

Bei dieser Art der Beendung der Hypnose habe ich niemals irgendwelches Unbehagen beim Patienten auftreten sehen.

Verschiedene Anwendung der Hypnose.

Je nach dem therapeutischen oder diagnostischen Zweck, den man mit der Hypnose verfolgt, kann man ihre verschiedenen Eigenheiten ausnützen und

1. Die in der Hypnose erhöhte Suggestibilität therapeutisch in der Weise verwenden, daß man rein suggestiv gegen das Krankheitssymptom vorgeht. „Die Indikationen zu solcher Seelenchirurgie" sagt J. H. Schultz (l. c.) „geben einmal isolierte funktionellmotorische Symptome — Spasmen, Paresen, Singultus, Aphonien u. dgl. — ferner subjektive Einzelsymptome jeder Art — z. B. Neuralgien, Parästhesien, Phobien und psychophysische Allgemeinstörungen, wie Schlaflosigkeit oder Schlafstörungen, leichte Verstimmungen jeder Grundlage — namentlich bei robusten und etwas primitiven, aber disziplinierten Personen".

2. Die beruhigende und erholende Hypnotherapie, welche durch Wetterstrand im sog. Dauerschlaf am ausgeprägtesten zur Anwendung gelangt ist, läßt sich wohl nur in der Klinik oder im Krankenhause bei ständiger Aufsicht durchführen, eignet sich deshalb nicht für die ärztliche Praxis. Im Dauerschlaf, der bis zu mehreren Wochen — oder noch länger — ausgedehnt werden kann, werden die vegetativen Funktionen, wie Stuhl- und Harnentleerung, Nahrungsaufnahme durch entsprechende Suggestionen genau geregelt. Man kann deshalb leicht verstehen, daß bei dem äußerst herabgesetzten Kalorienverbrauch durch reichliche Nahrungszufuhr in Zuständen von Unterernährung und Erschöpfung eine Mastkur sich ohne Schwierigkeit durchführen läßt.

3. Die während der Hypnose bestehende Steigerung der Gedächtnisleistungen, wie auch der Fortfall vieler im Wachzustand bestehender Hemmungen kann diagnostisch insofern verwertet werden, als man durch beide Faktoren häufig instand gesetzt wird, „etwa unterbewußtes mit den Symptomen zusammenhängendes seelisches Material zu gewinnen".

Den psychogenen Charakter z. B. mancher Idiosynkrasien oder Magenstörungen gelingt es oft durch diese „analytische“ Hypnose aufzudecken. Auch Erinnerungslücken (Dämmerzustände) vermag man nicht selten, sehr zur Erleichterung und Beruhigung der Patienten selbst, durch diese Art Hypnose aufzuhellen.

Doch damit kommen wir schon ins Gebiet des nächsten Abschnitts.

2. Analytische Methoden.

Die im folgenden zu schildernden psychotherapeutischen Methoden mögen größtenteils wegen der weitgehenden Ansprüche, die sie an die Zeit und die Geduld des Arztes stellen, in der allgemeinen Praxis wenig Verwendung finden; trotzdem scheint es mir geraten, sie nicht zu übergehen, da günstige Umstände es dem Praktiker doch hin und wieder ermöglichen werden, in geeigneten Fällen auch mit einer dieser Behandlungsweisen einen erfreulichen Erfolg zu erringen. Oder aber es wird wenigstens die Erkenntnis der Bedingungen und Zusammenhänge der Symptome den Kollegen veranlassen, den Kranken der indizierten Behandlungsweise zuzuführen.

Für die Ärzte, welche sich speziell in die gesamte Psychoanalyse einarbeiten wollen, genügt der Inhalt gerade dieses Kapitels unserer „Einführung“ natürlich nicht, weil, wie überhaupt die sachgemäße Anwendung psychischer Faktoren als therapeutisches Mittel, die psychoanalytischen Methoden vorzüglich ein besonderes Studium für sich verlangen. Doch will ich versuchen, einen Überblick über dieses Spezialgebiet zu entwickeln, der geeignet ist, das Verständnis für die darin enthaltenen Probleme und Aussichten zu eröffnen, das Interesse für sie zu wecken und besonders Interessierten für das Studium größerer Spezialwerke den Weg zu bereiten.

Unter dem Sammelbegriff „Psychoanalyse“ faßt man hauptsächlich zwei Arten psychischer Behandlungsweise zusammen, die Psychokatharsis und die eigentliche Sexualpsychoanalyse Freuds.

Psychokatharsis.

Die von J. Breuer und S. Freud, zwei Wiener Nervenärzten, sog. kathartische Methode wurde von ihnen zum ersten Male in den 90 er Jahren des vorigen Jahrhunderts in therapeutischem Sinne verwertet. Sie vertieften sich in einen Fall ihrer Praxis, welcher ihnen höchst interessante und damals noch ungedeutete Phänomene darbot: Ein junges Mädchen litt außer an zahlreichen körperlichen hysterischen Symptomen, wie Sehstörungen, Kontrakturen und anderen, auch an Dämmerzuständen und allabendlichen „autohypnotischen Absenzen“, in denen sie sich über die tagsüber oft traumhaft erlebten Ereignisse aussprach. Breuer beobachtete nun, daß dies oder jenes Krankheitssymptom verschwand, sobald die Kranke sich über ein offenbar mit dem betreffenden Symptom in Verbindung stehendes Erlebnis aussprechen konnte. So verschwand z. B. eine seit langem bestehende Armkontraktur, als sich die Patientin in einem der gewöhnlichen abendlichen autohypnotischen Zustände an eine Situation erinnerte, in welcher sie sich in halbträumerischem Dämmer am Bett ihres schwerkranken Vaters befunden hatte: Patientin saß auf einem Stuhl vor dem Bett und träumte, wie sie es gern tat, vor sich hin; ihr rechter Arm hing über die Stuhllehne. Plötzlich sah sie in ihren Traumphantasien eine Schlange sich von der Wand ringeln und auf das Bett zukommen. Voll Schrecken wollte sie aufspringen und bemerkte dabei, daß ihr über die Stuhllehne hängender Arm gelähmt war.

Die Erinnerung an dieses Ereignis war während ihres gewöhnlichen Bewußtseins in ihrem Gedächtnis nicht gegenwärtig, die Lähmung blieb und verschwand erst, als die Patientin jenes Vorkommnis im autosomnambulen Zustande wiedererlebt hatte.

Diese und ähnliche Beobachtungen verarbeiteten die beiden Autoren nun zu einer Theorie, welche sie 1893 in einer Arbeit „über den psychischen Mechanismus hysterischer Phänomene" niederlegten.

Sehr anschaulich schildert Albert Moll (Hypnotismus mit Einschluß der Psychotherapie und der Hauptpunkte des Okkultismus, Fischers med. Buchhandl. H. Kornfeld, Berlin 1924) diese Breuer-Freudsche Hypothese inhaltlich etwa folgendermaßen: „Ebenso wie die traumatische Neurose nicht durch das Trauma selbst, sondern durch den Schreckaffekt, durch das psychische Trauma verursacht werde, so läge es für viele hysterische Symptome, denen ein psychisches Trauma zugrunde liege. Jedes Erlebnis, das die peinlichen Gefühle des Schrecks, der Angst, der Scham, des psychischen Schmerzes hervorruft, können in dieser Weise wirken. Es wirke aber das psychische Trauma nicht so, daß es das Krankheitssymptom unmittelbar hervorruft, sondern nach Art eines Fremdkörpers, der noch lange Zeit nach seinem Eindringen als gegenwärtig geltendes Agens wirke. Das psychische Trauma wirke so aber nur unter der Vorbedingung, daß auf das affizierende Ereignis, als es stattfand, nicht energisch reagiert wurde. Hat eine solche Reaktion stattgefunden (z. B. ein kräftiger Zornausbruch, ein schwerer Weinanfall usw.), so sei das Erlebnis nicht pathogen. Im anderen Falle werde der Affekt eingeklemmt und wirke nun als Fremdkörper. Die daraus hervorgehenden Folgen seien verschieden. Bald hänge der veranlassende Vorfall und das Symptom klar zusammen, z. B. wenn ein schmerzlicher Affekt, der während des Essens entsteht, aber unterdrückt wird, Übelkeit und Erbrechen erzeugt und dieses als hysterisches Erbrechen monatelang andauert. In anderen Fällen bestehe nur eine symbolische Beziehung zwischen der Veranlassung und dem pathologischen Phänomen, z. B. wenn sich zum seelischen Schmerz eine Neuralgie gesellt. In anderen Fällen liege eine derartige Determination zunächst nicht für das Verständnis offen, z. B. bei typisch hysterischen Symptomen . . . usw."

Den glücklichen Zufall, den das Geschick ihm bot, und der darin bestand, daß der obenerwähnten Patientin sich in ihren autohypnotischen Zuständen Gedächtnismaterial zur Verfügung stellte, welches ihr sonst unbewußt war, benützte nun Breuer in therapeutischer Richtung, indem er die Kranke in Hypnose versetzte und während dieser nach sonst nicht erreichbarem Erinnerungsmaterial forschte, mit welchem nach seiner Überzeugung die vorliegenden äußeren Krankheitssymptome in ursächlichem Zusammenhange standen.

Warum die früheren Ereignisse, obgleich sie noch eine so aktive Wirksamkeit entfalten, so gänzlich aus dem Bewußtsein des Kranken entschwinden und auch nicht aus eigener Kraft bewußt gemacht werden können, das sucht Breuer (Schultz, l. c.) „durch die hysterische Eignung zum Bewußtseinszerfall zu erklären und glaubt, daß Traum-, Vergiftungs- und Erschöpfungszustände eine besondere Rolle spielen." Nach Freud hingegen werden die Affekte — wie oben angedeutet —, wenn sie sich nicht entladen können, wenn nicht „abreagiert" werden kann, „eingeklemmt", oder aber ihr Inhalt wird vom Patienten mit Gewalt abgelehnt, das Erlebnis „ins Unbewußte verdrängt", von wo aus es dann, vom Erlebenden selbst nicht erreichbar, sich in äußeren Krankheitssymptomen manifestiert.

Das „unbewußte" Erlebnis dem Kranken mit Hilfe der Hypnose wieder zugänglich zu machen, ist die Absicht des „kathartischen" Verfahrens.

Bei diesem lenkt man zunächst die Aufmerksamkeit des Patienten in leichter Hypnose auf das Krankheitssymptom und läßt ihn dann ohne Beeinflussung, in „freiem Assoziieren" das reproduzieren, was sich seinem geistigen Auge, wenn auch sprunghaft und ohne Ordnung an früheren Erlebnissen darstellt. Und zwar erreicht man diesen „Dämmerschlaf" — nach L. Frank (Die Psychoanalyse, Reinhardt, München 1910) — am leichtesten, wenn man den über alle in Betracht kommenden Vorgänge aufgeklärten Patienten auffordert, sofort nach dem Augenschluß sich nicht mehr darum zu kümmern, ob er schlafe oder nicht, sondern seine Aufmerksamkeit auf die Szenen zu richten, die auftreten werden, ähnlich wie im Traume, die er als ruhiger objektiver Zuschauer sich entwickeln lassen solle.

J. H. Schultz beschreibt (Seelische Krankenbehandlung) seine beim psychokathartischen Verfahren eingeschlagene Technik folgendermaßen: „Der Kranke wird in leichter Hypnose auf ein Symptom hingelenkt und nun angewiesen, die aufsteigenden „Vorstellungen" gänzlich frei walten zu lassen und ohne jede Hemmung mitzuteilen, ob sie ihm nun als Bilder, Worte, Szenen, Gefühle oder sonstwie erscheinen, man läßt den Kranken also „frei assoziieren", ausgehend vom Symptome.

Nun folgt bei richtigem Innehalten der Vorstellungsablauf fremden Gesetzen: assoziative Automatismen laufen ab, namentlich fallen auch zahlreiche Hemmungen, und da erfahrungsgemäß besonders „gefühlsstarke Vorstellungen" zur Reproduktion drängen, wird stets der Weg vom Symptom zum Affekte führen".

Wohl infolge der auch schon im sog. hypnoidalen Zustande bestehenden Mehrleistung des Gedächtnisses oder auch der durch die Hypnose herbeigeführten Einengung des Bewußtseins und damit verbundener Beseitigung der Ablenkung durch äußere Umstände wird häufig eine Verstärkung des Symptoms in Erscheinung treten und damit dokumentieren, daß zwischen diesem und dem etwa gerade geschilderten Erlebnis ein Zusammenhang besteht. Die psychokathartische Methode soll also ihre Heilwirkung dadurch erreichen, daß sie dem „eingeklemmten Affekt" der nicht „abreagierten Vorstellung" Ablauf in der freien Rede gestattet; sie bringt die Vorstellung selbst zur assoziativen Korrektur, indem sie dieselbe in das normale Bewußtsein zieht.

Aber das Wiederauftauchen der Erinnerung an sich genügt kaum als wirksamer Faktor der Behandlung, vielmehr wird man sich die Wirkung der bei der Psychokatharsis spielenden psychischen Vorgänge so erklären dürfen: Der Kranke vermag infolge seines veränderten Zustandes den Zusammenhang von Ereignis und Symptom im gegebenen Moment zu überblicken; was bisher für ihn geheimnisvoll und unerklärlich war, weicht klarer Erkenntnis, und diese verhilft ihm zu der Fähigkeit, nunmehr jene ihm bis zu diesem Augenblick dunkle, schädigende Begebenheit und ihre Wirkungen objektiv aufzufassen und zu verarbeiten. Schon dadurch, daß er jetzt plötzlich imstande ist, quasi als objektiver Zuschauer die Situation zu überblicken, erlangt der Kranke die Möglichkeit, bis zu gewissem Grade die „fehlerhafte Bindung" von sich aus zu korrigieren.

Ob bei dem ganzen Vorgange nicht auch suggestive Einflüsse mitspielen, sei dahingestellt; nach der Gesamtlage solcher Hilfesuchender und ihrer nach Heilung verlangenden Einstellung auf alles, was ihnen im ärztlichen Sprechzimmer begegnet, ist das wahrscheinlich, auch wenn sich der Arzt hütet, die Reproduktionen des Kranken suggestiv zu lenken.

Außerdem dürfte noch ein dritter Faktor dazu kommen: Wenn jahrelang unbewußt gewesene Reminiszenzen plötzlich und in gewissen dramatischen Zusammenhängen wieder auftauchen und das mit den Krankheitssymptomen verkettete Ereignis nun bewußt wiedererlebt wird, so wird das meist nicht ohne gemütliche Erregung und andererseits zunächst nicht ohne Steigerung der Symptome („Mitsprechen" nach Freud) geschehen. Öftere Wiederholung solchen Wiedererlebens im psychokathartischen Dämmerschlaf hat jedoch notwendig eine Gewöhnung an die anfangs überraschende Verkettung zwischen Erlebnis und Symptom zur Folge; die Gewöhnung schwächt allmählich den Affekt und damit wieder tritt das — mit ihm ja korrespondierende — Symptom zurück. Man sieht, die Verhältnisse liegen nicht so einfach, daß das Symptom allein durch das Wiedererwecken der Erinnerung an das Erlebnis zum Verschwinden gebracht wird; wohl immer ist der Kranke mit Auffassung, Erkenntnis und Kritik aktiv beteiligt, suggestive Faktoren spielen ihre Rolle und die Gewöhnung übt ihre nivellierende Wirkung aus.

Den oben dargelegten Gesichtspunkten läßt sich entnehmen, daß eine psychokathartische Klärung überall da am Platze ist, wo man ein früher erlittenes, jetzt dem Patienten im Zusammenhang mit den vorliegenden Symptomen nicht mehr bewußtes psychisches Trauma vermutet, so bei gewissen Arten von Angst- und Zwangszuständen (Errötungsfurcht, Lampenfieber, Platzangst usw.), nervösem Erbrechen, Idiosynkrasien gegen manche Speisen, bei psychogenen Herzbeschwerden, manchen Arten von Tik, von Anfällen, besonders der Entwicklungs-Hysterie (hier jedoch Vorsicht!), von Frigidität, bei manchen neurasthenischen Beschwerden, Perversitäten, Verstimmungen usw.

Sexualpsychoanalyse (Freud).

Wohl über keine Heilmethode ist je der Kampf für und wider so heftig auf der ganzen Linie entbrannt wie über die Freudsche Psychoanalyse.

Wer sich ohne Voreingenommenheit näher mit dieser schwierigen Materie befaßt hat, der muß nach meinem Dafürhalten sein Urteil dahin zusammenfassen, daß in diesem Streit ein unentwegtes „Hosiannah" ebenso verkehrt ist wie ein kritikloses „Kreuzige ihn".

Es ist nicht ganz leicht, aus der ungeheuren Fülle des Materials in dem uns hier zugemessenen Rahmen ein einigermaßen klares Bild herauszusondern, aus welchem man einen Gesamteindruck von der Entwicklung, den Grundbegriffen, den Theorien und der Anwendungsweise dieser Methode schöpfen kann.

Von der im — vorigen Abschnitt dargelegten — „Psychokatharsis" ausgehend, entwickelte Freud weitergehende Theorien und schuf damit ein besonderes psychotherapeutisches Verfahren, welches, in sich abgeschlossen, nach dem Vorschlage J. H. Schultz', am klarsten als „Sexualpsychoanalyse (Freud)" bezeichnet wird.

Freud stellte die Behauptung auf, daß die Affekte beim Erleben einer psychischen Erschütterung nicht, wie früher angenommen, aus irgendeinem äußeren Zwange unterdrückt würden und dadurch in den Zustand der „Einklemmung" gerieten, sondern daß vielmehr der Erlebende, weil ihm das Ereignis irgendwie innerlich widerstrebt, dasselbe „abwehrt", „ins Unterbewußtsein abschiebt" und damit „unbewußt" macht. Manifestieren sich diese somit auf ein falsches Geleis geratenen Energien als Krankheitserscheinungen, z. B. hysterische Zwangsvorstellungen, Dämmerzustände, Anfälle, Lähmungen usw., so deutet Freud diesen unbewußten Vorgang als „Flucht in die Krankheit". (Für das Zustandekommen der Krankheitserscheinungen hat Freud später noch einen wesentlichen Begriff, den der Konversion eingeführt. Er denkt sich, daß aus manchen Vorstellungen der Affektbetrag frei wird, er setzt sich dann ins Körperliche um, wird also konvertiert.) (Eulenburg, Real-Enzykl. Bd. XXXV.)

In dieser Betrachtungsweise, nach welcher das „Abwehren" infolge inneren Widerstrebens, förmlich „durch einen Willensakt" des Kranken erfolgt, ist der Freudsche Begriff der „Verdrängung" aufzufassen, der für die sinngemäße Erklärung seiner Hypothesen von grundlegender Wichtigkeit ist.

Freud nahm nun an, daß auch im Wachleben „verdrängtes" seelisches Material, wenn auch immer unter erheblichem Widerstande des Kranken zutage gefordert werden kann. Ja, gerade der Widerstand, der sich im Zögern bei der Herausgabe des Materials kundgibt, ist für Freud ein Beweis dafür, daß es sich eben um „verdrängte Komplexe" handelt.

Die Ursache für die Verdrängung sind nach Freud die Affekte; und so kam er dazu, gewisse nervöse Angstzustände als besondere Krankheitsgruppe unter den Namen „Aktualneurosen" (Angst-, Sexualneurosen) zusammenzufassen, wobei er den Standpunkt vertrat, „daß der Mechanismus der Angstneurose in der Ablenkung der somatischen Sexualerregung vom Psychischen und einer dadurch verursachten abnormen Verwendung dieser Erregung zu suchen sei", oder mit anderen Worten: Jede Art nervöser Angst entsteht durch Umbildung unbefriedigter Sexualerregung. Die Ursache dieser Störungen liegt, nach Freud, so häufig in Anomalien des Geschlechtslebens, „daß Fälle mit zweifelhafter oder andersartiger Ätiologie beiseite gelassen werden können". „Zur Angstneurose führen alle Momente, welche die psychische Verarbeitung der somatischen Sexualerregung verhindern." Diese „abgelenkte" Sexualerregung fällt dadurch einer anormalen Verwendung anheim und wird zur Angstquelle. „Die Symptome der Angstneurose sind also gewissermaßen die Surrogate der unterlassenen spezifischen Aktion auf die sexuelle Erregung oder mit anderen Worten: Die Dyspnoe, das Herzklopfen der Angst ist das Äquivalent der gesteigerten Tätigkeit von Herz und Atmung, wie sie im sexuellen Akt hervortreten." (Real-Enzykl. l. c.)

Mit diesen gewaltsamen Thesen tat Freud den ersten Schritt auf ein Gebiet, auf welches ihm viele nicht bis zur letzten Konsequenz gefolgt sind und nicht folgen können: Er hob die Sexualität als Grundursache aller nervösen Übel zu einer alles überragenden Bedeutung empor, wenn er auch später den Sexualbegriff und die „Libido" (ursprünglich Geschlechtstrieb) in erweitertem, verallgemeinertem Sinne als Liebe, Zuneigung, ja als kulturelles Streben überhaupt aufgefaßt wissen wollte.

So schuf Freud seine Sexualtheorie, gegen die alsbald seine Gegner, zum Teil allerdings ohne die notwendige kritische Zurückhaltung, Sturm liefen.

Zunächst legte er den Verdrängungserscheinungen sexuelle Traumen zugrunde, wobei er, um Einklang mit seiner Hypothese zu erzielen, den Satz aufstellte, daß durch assoziative Vorgänge ein Symptom mit einer anscheinend ganz fernliegenden Komponente verbunden werden oder, nach seinem Ausdruck, für einen Vorgang ein „Symbol“ eintreten kann. Bei der besonderen Betonung des sexuellen Momentes konnte es nun nicht ausbleiben, daß dementsprechend zahlreiche „Sexualsymbole“ in Aktion traten. So sind z. B. alle Dinge, die zum Stechen geeignet erscheinen, wie Dolche, Messer, Degen, Stöcke usw., Symbole für das Membrum virile, während alle Öffnungen, vor allem Tore, Türen, Fenster u. dgl. den Introitus vaginae symbolisch darstellen. Ja er geht noch weiter: Treppensteigen ist das Symbohl für den Koitus, Ausreißen von Gegenständen (Zahnextraktion) für die Masturbation, Wälder und Berge für die männlichen, ebene Landstriche für die weiblichen Genitalien u. a. m.

Besonders in seinen Analysen der Träume, welch letztere er im ganzen als „Symbole verdrängten Materials, verdrängte Tages-Wunschgedanken“, bezeichnet, hat Freud seine Sexualtheorie und Symbolisierung bis zu einer an Kühnheit grenzenden Ausdehnung angewandt. Mehr als alle theoretischen Schilderungen wird über die Art der „Traumdeutung“ ein Moll (Hypnotismus usw., l. c.) entnommenes Beispiel belehren: „Der Träumer erzählt: Zwischen zwei stattlichen Palästen steht etwas zurückstehend ein kleines Häuschen, dessen Tore geschlossen sind. Meine Frau führt mich das Stück der Straße bis zu dem Häuschen hin, drückt die Tür ein, und dann schlüpfe ich rasch und leicht in das Innere eines schräg aufsteigenden Hofes.“ Diesen Traum deutet Freud folgendermaßen: „Wer einige Übung im Übersetzen von Träumen hat, wird allerdings sofort daran gemahnt werden, daß das Eindringen in enge Räume, das Öffnen verschlossener Türen zur gebräuchlichsten sexuellen Symbolik gehört, und wird mit Leichtigkeit in diesem Traum eine Darstsellung eines Koitusversuchs von rückwärts (zwischen den beiden stattlichen Hinterbacken des weiblichen Körpers) finden. Der enge schräg aufsteigende Gang ist natürlich die Scheide; die der Frau. des Träumers zugeschobene Hilfeleistung nötigt zur Deutung, daß in Wirklichkeit nur die Rücksicht auf die Ehefrau die Abhaltung von einem solchen Versuche besorgt, und eine Erkundigung ergibt, daß am Traumtag ein junges Mädchen in den Haushalt des Träumers eingetreten ist, welches sein Wohlgefallen erregt und ihm den Eindruck gemacht hat, als würde es sich gegen eine derartige Annäherung nicht zu sehr sträuben. Das kleine Haus zwischen den zwei Palästen ist von einer Reminiszenz an den Hradschin in Prag hergenommen und weist somit auf das nämliche aus dieser Stadt stammende Mädchen hin.“

Wenn man zu dieser Traumerklärung an sich noch die von Freud gefundenen Hilfsmechanismen der „Verdichtung“ und „Verschiebung“ im besonderen betrachtet, mit deren Hilfe der genannte Autor einer einzelnen Traumvorstellung nach Bedarf eine Menge „Symbole“ entsprechen läßt oder einer Vorstellung gegenteilige Bedeutung gibt, dann darf man wohl den objektiven Wert solcher „Deutungen“ nicht unbedingt bejahen, denn mittels der „Verdichtung“ und „Verschiebung“ kann man eben alles, schwarz und weiß, links und rechts, „beweisen“.

Nun ist, nach Freud, die Sexualität keineswegs an die dazu geschaffenen Organe gebunden, vor allem ist sie nicht auf geschlechtsreife Menschen beschränkt. So sagt der Autor in seinem Aufsatz: „Weitere Bemerkungen über die Abwehr-Psychoneurosen“ (Neurolog. Zentralblatt 1896), es gehöre zur Entstehung der Hysterie, daß ein sexuelles Trauma zu ganz bestimmter Zeit, nämlich in der Jugend einwirke, in der vorsexuellen Zeit, etwa im 8.—10. Lebensjahre. Die Spur des Traumas sei niemals im bewußten Erinnern, sondern immer nur in den Krankheitssymptomen vorhanden.

„Freud glaubte nun erst solche frühe Traumata überall zu finden, er gab aber später diese Überschätzung des infantilen Traumas auf und setzte an seine Stelle die sexuelle Konstitution. Die sexuelle Konstitution, die infantile Sexualität und ihre Entwicklung ist nunmehr der letzte Grund aller Neurose.“ (Isserlin, Die Psychoanalytische Methode Freuds, Ztschr. f. d. ges. Neurol. u. Psychiatr. I. Bd. 1910.)

Diese kindliche Sexualität kann sich nun an vielen Orten des Körpers lokalisieren. So hat der Säugling bereits „erogene Zonen“ in großer Zahl und und hat dementsprechend erotische Empfindungen aus mancherlei Ursachen. Auch das Rektum ist eine solche erogene Zone und wird von dem Kinde durch möglichst protrahiertes Zurückhalten des Inhalts zur Erzeugung lustbetonter Empfindungen benützt! In dieser Neigung zeigt sich bereits eine Seite der Charakteranlage dieser Gruppe von Menschen, die Freud „Analerotiker“ nennt. Auch das Saugen des Kindes an der Mutterbrust (Mundöffnung und vorspringende Brustwarzen!) ist von Sexualität durchdrungen, ebenso das Schaukeln, Wiegen und Fingerlutschen; Finger und Lippen sind erogene Zonen! Infolge dieser mannigfaltigen Art sexueller Lustempfindung bezeichnet Freud das Kind als „polymorph pervers“.

Wie weit sogar die ganze Denkweise in einer „psychoanalytischen“ Umgebung sexualisiert wird, geht aus einem Falle Molls (l. c.) hervor, den er kritisch erwähnt: Ihm berichtete eine Dame, sie habe in einer Anstalt, in welcher Psychoanalyse geübt wurde, ganz harmlos erzählt, gestern hätte sich das Schloß der Haustüre so schwer mit dem Schlüssel öffnen lassen; da sei sofort ein allgemeines Kichern erfolgt, weil alle dort Anwesenden psychoanalysierten und dies auf einen sexuellen Vorgang bezogen!

Auf einen Begriff Freudscher Psychologie müssen wir hier noch kurz eingehen, auf die Verkörperung des Inzestgedankens durch den „Ödipuskomplex“ [1]): Nach Freudscher Anschauung ist die Libido des nervösen Kindes zunächst vorwiegend auf die Eltern gerichtet, und zwar in heterosexuellem Sinne, so daß der Sohn zur Mutter strebt, die Tochter zum Vater und ersterer gegen den Vater, letztere gegen die Mutter eifersüchtig sich einstellt. Diese „unbewußten Fixierungen“ sollen oft ihren Einfluß bis ins späte Lebensalter des Nervösen geltend machen. (Fetischisten!)

Man sieht, wohin der Weg führt, und wenn man zusammenfassend diese einseitige Betonung des Sexuellen durch Freud sine ira, doch kritisch be-

[1]) Wie die griechische Sage berichtet, wurde Ödipus, der Sohn des thebanischen Königs Laios und der Jokaste ausgesetzt, weil ein Orakelspruch prophezeit hatte, er werde seinen Vater töten und seine Mutter heiraten. Er wurde in Korinth erzogen, wanderte später von dort nach seiner Heimat und tötete unterwegs seinen Vater. Da er das Rätsel der Sphinx löste, erhielt er zur Belohnung die Hand seiner Mutter, mit welcher er vier Kinder zeugte. Blendete sich dann selbst, nachdem er seine Herkunft erfahren, und irrte lange ruhelos umher.

trachtet, so wird jeder, der nicht gerade zu den „Orthodoxen" gehört, sich sagen müssen: Das geht wohl zu weit! Man darf doch nicht den Menschen nur noch als Anhängsel seines Genitals betrachten! Moll hat deshalb recht, wenn er (l. c.) insbesondere mit Bezug auf die „Traumdeutungen" sagt: „Wie ist es überhaupt möglich, in solcher Weise zu symbolysieren? Viele von den Träumen, deren Analyse Freud veröffentlicht hat, und die er sexuell deutet, können mit genau demselben, ja mit größerem Recht ganz anders gedeutet werden." Moll meint nicht ohne Humor, daß ein derartiger Traum, wie der oben „analysierte", vielleicht mit größerem Recht auf die Verabreichung eines Klistiers als auf einen sexuellen Wunsch hindeute.

Selbst die bereits angedeutete Erweiterung des Sexualbegriffs und der von Freud eingeführte Begriff der „Sublimierung", d. h. die Umwandlung der sexuellen Energie in eine andere, edleren und höheren Zielen zugewandte oder, mit anderen Worten, die Ersatzbildung des in einer krankhaften Manifestation verdrängten Libidotriebes durch eine zweckmäßige (meist künstlerisch-religiöse) Tätigkeit, ändert nichts an diesen Willkürlichkeiten. Wozu denn erst mit Gewalt sexuelle Faktoren analytisch ergründen wollen, wo vielleicht gar keine sind, und dann das subjektiv im Sinne des Analytikers Gedeutete wieder in eine andere Form gießen?

Trotzdem man sich diesen Überlegungen kaum verschließen wird, darf man doch nicht in den entgegengesetzten Fehler verfallen, wegen der allzu einseitigen Einstellung Freuds seine gesamten Gedanken und Anregungen in toto zu verwerfen. Denn neben dem Absurden und Unverständlichen hat dieser geistvolle und produktive Forscher fruchtbare Ideen entwickelt, deren tiefe Wahrheiten kaum anzuzweifeln sind.

So ist es denn auch nicht verwunderlich, wenn in der Debatte über diese Fragen sehr beachtenswerte Namen zu finden sind:

Freud-Gegnern, wie Hoche, Weygandt, Ziehen, Oppenheim, Isserlin, Aschaffenburg, Alt, Naecke u. a. stehen Autoren, wie Kronfeld, Jung, Frank, Stekel, Adler, Bleuler, Marcinowsky u. a. gegenüber, während Friedländer, Schultz, Gaupp, Cramer u. a. einen vermittelnden Standpunkt einnehmen.

Was die Gegner vor allem bekämpfen, ist die übermäßige Wertung und Ausbeutung des sexuellen Moments. Weiter wird auf die Bedenklichkeit hingewiesen, durch eine rein psychologische Methode eine konstitutionelle Veränderung, eine Anlage also, beseitigen zu wollen, nachdem Freud ausdrücklich diese „sexuelle Konstitution" anstatt des sexuellen Traumas als Ursache für Neurosen angenommen hat. Auch die Konstruktion des „Komplexes" wird von den Gegnern als willkürlich abgelehnt, wie ihnen auch der Beweis dafür nicht als erbracht gilt, daß die Stockung in den Antworten des Analysierten durch „Widerstand" und dieser wiederum gerade durch „Verdrängung" erfolgen soll. Ebenso gilt es als willkürliche Hypothese, daß der Komplex, wenn er wirklich nachgewiesen sein sollte, speziell ätiologische Bedeutung hat. Desgleichen wird die „Konversion" und die „Symboldeutung" als rein subjektives Theorem bezeichnet.

Diese gegnerischen Argumente könnte man noch erheblich vermehren, doch mögen diese Andeutungen genügen.

Die Anhänger Freuds haben sich z. T. von seinen Grundlehren in beachtlichen Einzelheiten entfernt. Sie erkennen wohl die „Verdrängungstheorie" als den wertvollsten Teil der Lehre an, sie weisen auf die Tatsache der therapeutischen Erfolge hin, verfechten den Vorgang des „eingeklemmten Affekts", der „Symbolisierung" u. a. Jedoch hat namentlich Bleuler, der verdienstvolle Leiter der Züricher Schule, welcher die Wichtigkeit der Verdrängung und Abwehr, sowie überhaupt der Affekte für die Entstehung nervöser Störungen bei disponierten Personen besonders betont, ausdrücklich vor der Überschätzung des sexuellen Momentes gewarnt.

Jung, desen Assoziationsversuche an Nervösen wertvolle Anregungen gebracht haben, entfernt sich von Freud dadurch, daß er für „unbewußte Libido" „Lebenskraft als solche" setzt. „Der Kranke versagt nicht, weil er an das Unbewußtbild (imago) der Mutter fixiert ist, sondern er schiebt diese Fixierung vor, um den Realitäten des Lebens auszuweichen." Andererseits entwickelt er mit seiner Anschauung über die Parallele zwischen Komplex und Toxinwirkung, die er gewissermaßen als identisch betrachtet, Hypothesen, denen man nicht zu folgen vermag.

Adler bezeichnet, in gewissem Gegensatze zu seinem Lehrer, die Neurosen „zum Teil als Ausgleichbestrebungen, als Kompensationstendenzen gegen körperliche Unzulänglichkeit."

Stekel betont die Wichtigkeit des Konfliktes auch ohne sexuellen Untergrund bei der Entstehung von Neurosen, während Marcinowski bei seiner Abgrenzung der Schuldneurosen daran festhält, „daß das Schuldgefühl des Nervösen sich immer wieder auf geschlechtlichen Verhältnissen aufbaut, ja, daß der Nervöse schon das Vorhandensein des Geschlechtlichen an sich als Schuld empfindet." („Der Mut zu sich selbst." Das Seelenleben des Nervösen und seine Heilung, O. Salle, Berlin, 1912.)

Suchen wir nun zusammenfassend einen kritischen Überblick über das Wesentliche der Freudschen Lehre zu gewinnen, so bieten uns dazu die Anmerkungen, welche A. Kronfeld (Psychotherapie, J. Springer, Berlin 1924) in klarer und objektiver Weise seinen Betrachtungen über die Psychoanalyse anfügt, eine gute Möglichkeit. Dieser Autor, wohl Anhänger der Lehre, doch unter Wahrung selbständigen Denkens, äußert sich kritisch etwa wie folgt: „Es wird sich nicht leugnen lassen, daß Befremden und Zweifel, die sich einem jeden angesichts dieses Gebäudes aufdrängen, zum guten Teile durch die Neuartigkeit und den sexuellen Timbre dieser Lehre sich erklären; in beiden Eigenschaften liegt kein Rechtsgrund der Ablehnung. Prüft man den wissenschaftlichen Gehalt, so werden sich die theoretischen Unterlagen leicht in Frage stellen lassen; aber sie besagen nichts wider die Tatsachen und die Beobachtung. Letztere ist nun freilich mit Deutungen überall durchsetzt; aus diesen Deutungen werden vielfach Tatbestände rekonstruiert, die in der frühkindlichen Seele niemals beobachtbar sind. Nur zu leicht können mögliche Zusammenhänge als tatsächlich existierende angesehen werden.

Das Bewußtsein dieser methodischen Mängel ist freilich der Mehrzahl der Freud-Epigonen im dogmatischen Betriebe der analytischen Behandlung verloren gegangen und durch eine recht einförmige Schematik überwuchert worden. Andererseits geht die Ablehnung, welche die Freudschen Befunde vielfach erfahren haben, zu weit: so berechtigt sie sich gegen unzulässige schematische Verallgemeinerungen wendet, insbesondere hinsichtlich der Freudschen typischen Komplexe, so sind diese doch keine psychologischen Hirngespinste. Wer sich mit .... Sachlichkeit in die Analyse einlebt, für den ist es gar keine Frage, daß es tatsächlich psychodynamische Verhältnisse gibt, die dem Ödipuskomplex der Freudschen Terminologie entsprechen ..... Es ist durchaus erlaubt, diese Dinge auf ganz frühkindliche Gefühlserfahrungen zurückzuführen ....., wenn dadurch keine Vergewaltigung der beobachtbaren Tatsachen stattfindet. Aber Ödipuskomplex .... usw. — in der von der Freudschen Scholastik angenommenen starren Ubiquität und robusten Handgreiflichkeit — werden allmählich zu toten Schematismen....

Ganz ähnlich liegt es auch bei der viel umkämpften Symbolik der Bewußtseinsinhalte für verdrängte Beziehungen. Derartige dynamische Beziehungen in der Seele zu leugnen, wäre der Tod aller wirklichen lebensnahen Psychologie. Wenn aber, statt der symbolischen Beziehung zwischen Bewußtseinserscheinung und verdrängter Zuordnung liebevoll und individualisierend in dem Erleben jedes einzelnen nachzugehen, eine Liste höchst konkreter allgemeingültiger Symbole bereitgehalten wird, die ein für allemal den ungefähr gleichen Beziehungspunkt haben, nämlich das Genitale — so liegt darin ein Anreiz, den Sinn der Freudschen Individualpsychologie in ihr Gegenteil zu verflachen ....." Zum Schluß kritisiert der Autor dann in treffender Weise ein rohes und schematisches Vorgehen, ein mechanisches und triviales Drauflosorakeln mit sexueller Pointe und die Tendenz, nach groben geschlechtlichen Handgreiflichkeiten zu suchen, während man vorgibt, libidinöse Energien aufdecken zu wollen.

Wenn man sich diese sehr beachtenswerten Gesichtspunkte zu eigen macht, dann ist das Freudsche Verfahren recht wohl geeignet, in vielen Fällen den Kranken Segen zu bringen. Auch für den praktischen Arzt ergibt sich nicht gar zu selten die Möglichkeit, sich dieser Behandlungsweise zu bedienen, wenn er sich dabei die Beschränkung auferlegt, methodisch völlig durchzuführende Analysen zu unterlassen; denn dazu hat er keine Zeit, da dieselben nicht selten 5—6 Monate und mehr beanspruchen. Der Praktiker wird sich vielmehr damit begnügen müssen, die passive Einstellung des Patienten herbeizuführen und diese dazu auszunützen, etwa verborgenes seelisches Material zu gewinnen und darauf basierende Widerstände gegen des Arztes Einwirkungen zu beseitigen. Es werden sich dann häufig innere Zusammenhänge zwischen Anlagen bzw. früheren Erlebnissen und den vorliegenden Symptomen auftun, die dem Arzte wertvolle Aufschlüsse und dem Patienten Verstehen und Erleichterung, wenn nicht Erlösung bringen. Auch das Wiedererleben eines bisher der Gegenwartspsyche unzugänglichen Ereignisses und die affektive Reaktion des Kranken darauf bedeutet ein nicht unwesentliches Moment, welches dem Arzte auch den Weg für andere Behandlungsarten freimachen kann.

Es verlohnt sich also auch für den praktischen Arzt — unter den gegebenen Vorbehalten —, der Psychoanalyse sein Augenmerk zuzuwenden und geeignete Kranke während der Behandlungszeit in einer Anzahl eingeschobener Sitzungen psychoanalytisch anzugreifen.

Über die Art des Vorgehens ist nicht viel zu sagen: Technisch ist die Psychoanalyse von der Psychokatharsis dadurch verschieden, daß man keine Hypnose anwendet. Man läßt den Patienten eine bequeme Lage einnehmen und stellt oder setzt sich selbst so, daß der Kranke einen nicht sieht, am besten also hinter ihn. Alsdann fordert man ihn auf, alle Einfälle, die ihm jetzt in den Kopf kommen würden, rückhaltlos, ohne Bezug auf ihren Sinn, Inhalt oder Zusammenhang zu äußern, vor allem ohne aktiv den Gedankenablauf zu beeinflussen. „Alles, wie es vor Ihr geistiges Auge tritt, genau so äußern, wie es kommt, auch wenn es Ihnen aus irgendeinem

Grunde schwer fällt!" Wenn der Arzt auch durch Zwischenfragen, Wendungen und Andeutungen dem Patienten die Reproduktion besonders solcher Erlebnisse erleichtern darf, die dieser wegen ihres affektiven Inhalts zunächst zu vermeiden sucht, so soll man doch eigentliche Suggestionen auf jeden Fall unterlassen, weil sonst ein trübes und deshalb wertloses Bild entstände. Für den Fall, daß geordnete und zusammenhängende Gedankenreihen schnell und ohne Hinderung produziert werden, besteht der Verdacht, daß der Kranke bewußte Denkarbeit aktiv leistet, um dadurch das Offenbarwerden unangenehm affektbetonter Komplexe zu verhindern. In diesem Falle wartet man ab, bis diese aktive Leistung aufhört und korrigiert den Kranken wegen seiner falschen Einstellung. Entsteht hingegen eine endlose Pause oder erfolgt überhaupt keine Äußerung, so kann man nach dem Rate Kronfelds (l. c.) die Produktion dadurch anregen, daß man auf Reizworte hin Einfälle assoziieren läßt oder nach Träumen fragt und diese analysiert. Immerhin hält der Autor diese Nachhilfe nicht gerade für erwünscht. „Das erhaltene Produktionsmaterial wird dann immer wieder assoziativ (s. Kap. II) durchgearbeitet — bis der Moment gekommen ist, wo der Analytiker es dem Analysierten deutet." Akzeptiert der Patient die Deutung, ohne Widerstreben zu zeigen, dann darf man die „Lösung" als vollendet betrachten; ist noch Widerstreben vorhanden, so ist noch nicht alles Verdrängte beseitigt, die analytische Aufgabe also noch nicht gelöst.

Bezüglich der Eignung für diese Behandlungsmethode ist nur zu sagen, daß alle diejenigen Patienten in Betracht kommen, welche an inneren Disharmonien leiden, die an Zwangssymptomen oder auch an äußeren psychogenen Funktionsstörungen kranken. Ungeeignet sind Schwachsinnige, Personen mit krankhaft gesteigerter Suggerierbarkeit und, auf alle Fälle, Kinder.

3. Allgemeine Wachpsychotherapie.

Eine Gruppe psychotherapeutischer Arbeitsmethoden, welche weder die hypnotische, noch die psychokathartische oder psychoanalytische Technik anwenden, hat man als allgemeine Wachpsychotherapie abgegrenzt. Man begreift darunter alle die Arbeitsweisen, welche dadurch charakterisiert sind, daß sie sich an den wachen Menschen, und zwar an die Gesamtheit seiner psychischen Funktionen wenden.

Je nachdem man nun an dieser oder jener Stelle des Gesamtbewußtseins vorwiegend Einlaß sucht, unterscheidet man verschiedene Arten des wachpsychotherapeutischen Vorgehens, wenn man sich auch sagen muß, daß in jedem Falle ein Angriff auf eine Seite des seelischen Geschehens auch die Nachbargebiete zugleich, stärker oder schwächer, zum Mitschwingen bringt. So ist es z. B. undenkbar, daß die intellektuelle Tätigkeit in Funktion gesetzt wird, ohne zugleich die affektive Seite der Psyche zu alterieren; ebenso wird man bei den überredenden und erzieherischen Faktoren finden, daß sie fast immer mit suggestiven Momenten untermischt sind. Wie kann man ferner eine Willensbetätigung zur vollen Geltung bringen, wenn man nicht logisches Denken und Affekte zur Mithilfe ruft?

Es wäre deshalb sicherlich nicht berechtigt, wenn man mit Dubois behaupten wollte, eine rein verstandesmäßige Klärung der logischen Zusammenhänge zwischen Krankheit und ihrer Ursache sei ohne Beanspruchung anderer seelischer Faktoren ausreichend, die Störung zu beseitigen. Jedoch sind die Anregungen, welche diese Probleme durch Dubois erfahren haben, so wertvoll und fruchtbar, daß viel Brauchbares davon im Grunde auf seinen Lehren basiert.

a) Dubois selbst sucht die Heilung, seiner Anschauung entsprechend, ausschließlich in der Erziehung und Belehrung (Persuasion). Er sagt, nervöse Erkrankungen beruhen auf logischen Irrtümern, also gewissermaßen in einer umschriebenen Denkschwäche und daraus entspringenden Befürchtungen, Autosuggestionen usw.

Die Störungen sind also rein intellektual und können nur durch Aufklärung des Kranken, nur dadurch beseitigt werden, daß man dem Patienten an die Stelle dieser Irrtümer logische Gedanken einpflanzt und durch Erziehung diese Gedanken festigt. Der Denkfehler z. B., welcher eine nervöse chronische Obstipation hervorruft, besteht in der Annahme des Kranken, seine Verdauung funktioniere wohl von selbst, er brauche deshalb auf Regelmäßigkeit der Stuhlentleerung nicht acht zu geben; wenn es fehle, könne man ja leicht mit Abführmitteln nachhelfen und ähnliches. Die Verkehrtheit dieser Denkweise muß man dem Kranken in logischer Begründung so lange klarmachen, bis er begriffen hat, und ihn dann — immer mit Vernunftgründen — dazu erziehen, zunächst alle Laxantien zu verbannen, seine Nahrungsaufnahme entsprechend zu gestalten und täglich genau zur gleichen Minute das Klosett aufzusuchen. Bei psychogener Dyspepsie führt Dubois zunächst durch entsprechende Diät, Bettruhe u. a. eine Überernährung des Kranken herbei und beweist ihm dadurch die Haltlosigkeit seiner Annahme einer mangelnden Funktion seines Magens. Zur Beseitigung nervöser Schlafstörungen bringt Dubois den Patienten zu der Erkenntnis, daß in erster Linie der Gedanke, die Befürchtung, nicht einschlafen zu können, an der Störung schuld ist.

So wiederholt sich dieser Grundsatz Dubois' bei allen Krankheitserscheinungen immer wieder, und man muß in der Tat zugestehen, daß damit bei intelligenten Leuten nicht selten schöne und nachhaltige Erfolge zu erzielen sind. Jeder Psychotherapeut darf und soll deshalb in geeigneten Fällen dieses Verfahren anwenden, nur soll er sich dabei von der Einseitigkeit Dubois' freihalten, die Wirkung einzig und ausschließlich auf die reine Verstandestätigkeit und Einsicht des Kranken zurückzuführen, ohne dabei die Mitwirkung affektiver und suggestiver Faktoren im geringsten anerkennen zu wollen. Man darf sich der Einsicht nicht verschließen, daß der Arzt, insbesondere der Psychotherapeut, auf seine Kranken durch zahlreiche, auch ungewollte Imponderabilien wirkt, und daß gerade Dubois durch die Macht seiner Persönlichkeit auf seine Patienten einen suggestiven Einfluß ausübte, den er als Wirkungsfaktor seiner Methode doktrinär in Abrede stellt.

b) Einen weniger einseitigen Standpunkt nimmt Marcinowski ein, welcher nicht nur Anomalien der intellektuellen Seite des Seelenlebens, sondern vor allem auch des Fühlens und Wollens als maßgebnd für das Zustandekommen nervöser Störungen betrachtet und demgemäß auch bei seinen psychotherapeutischen Maßnahmen auf diese Gefühlswerte besonders zu wirken sucht. Er legt den Gefühlen für die gesamte Lebensauffassung erheblichen Wert bei und läßt deshalb als Heilfaktoren Religion, ethische und ästhetische Momente, Stolz, Selbstbewußtsein, Sinn für Natur und schöne Künste, Liebe zu Eltern, Gattin, Kindern und manches andere mehr in Aktion treten und sucht dadurch seine Kranken affektiv zu fassen und mitzureißen. Daß mit diesen Hilfsmitteln oft gewaltige Wirkungen zu erzielen sind, lehren die allgemeinen Tatsachen und Erfahrungen.

c) Von ganz anderem Gesichtspunkte betrachten die rein suggestiven Methoden die Situation. Die sog. larvierte Wachsuggestion, und zwar diejenige, welche Schultz die „primitive" nennt, bekämpft lediglich ein lästiges Symptom, ohne auf das seelische Geschehen allgemeinen Einfluß gewinnen zu wollen. Zudem wirkt sie auf dem nicht ganz einwandfreien Wege mehr oder minder ausgeprägter Irreführung des Patienten, indem diesem ein — an sich unwirksames — chemisches oder physikalisches Mittel verabfolgt wird, welchem, dem Patienten gegenüber, Wirkungen zugeschrieben werden, die es nicht hat. Auf die bekannte Wasserinjektion anstatt der entsprechenden Morphiumdosis brauche ich wohl kaum hinzuweisen. Nur in den allerseltensten Fällen ist diese Art „Psychotherapie" indiziert, so z. B. nach Schultz, bei Vorliegen eines akuten, den Kranken wandelnden Zustandes, wie der Rekonvaleszenz nach einer Operation und gelegentlich einmal bei Schwachsinnigen mit Psychoneurosen, bei denen die genügende Einsicht und Bildsamkeit zur Anwendung anderer Methoden fehlt. Im übrigen soll man das Verfahren möglichst meiden; man verliert, wenn die Täuschung verraten wird, unfehlbar das Vertrauen des Kranken und begibt sich außerdem mit der Anwendung dieser „Methode" in die Gefahr, in unliebsame Nähe von „Lehmpastoren", Kräuterteekünstlern und sonstiger „großer" Pfuscher zu geraten.

d) Etwas anderes ist es, wenn man das Verfahren „rationalisiert". Schon die Tendenz ist hier eine ganz andere: Man will den Kranken nicht täuschen, sondern verfolgt zielbewußt die Absicht, in ganz bestimmter Richtung auf die Gesamtpsyche des Patienten zu wirken.

„Mohr (in H. Vogt, l. c.) geht davon aus, daß jedes nicht ganz indifferente Medikament neben seinen körperlichen Wirkungen auch gewisse, wenngleich unbewußt bleibende seelische Wirkungen hat. So wird die beruhigende Wirkung narkotischer Mittel der suggestiven, in dieser Richtung arbeitenden Beeinflussung entgegenkommen ..... Mohr sagt: „Wenn man den jederzeit primär eintretenden psychophysischen Affekt eines Medikaments mit einer in derselben Richtung verlaufenden psychischen Beeinflussung verbindet, so muß der beabsichtigte Erfolg mit viel größerer Sicherheit auftreten, als wenn man die Feststellung der objektiven und subjektiven Wirkung dem Patienten allein überläßt." Vogt bezeichnet die rationalisierte offene Suggestionstherapie als „eine für manche Fälle ganz hervorragend brauchbare Methode, die im alltäglichen Leben des überlegt handelnden Arztes einer der bedeutendsten Heilfaktoren sein dürfte." Zu dieser Behandlungsart gehören alle mit bestimmtem Ziel gegebenen Allgemeinverordnungen, sei es nun eine besondere Diät, eine Brunnenkur, die Verordnung einer Badereise oder eines Sanatoriumsaufenthaltes zur Ausschaltung schädlicher Faktoren der Umgebung (Familie!) oder auch Gymnastik, Massage und ähnliches mehr.

e) Die „Elektrotherapie" hat man als eigenen umfangreichen Behandlungszweig von den übrigen Behandlungsarten abgetrennt, doch weist sie in großen Gebieten so erhebliche psychische Wirkungsbestandteile auf, daß sie ebenfalls wenigstens teilweise hierhergerechnet werden darf. Jeder Praktiker weiß, daß manche „elektrische" Behandlung vorwiegend suggestive Heilkraft in sich trägt, nur ist es zur Erzielung eines maximalen Erfolgs unumgänglich, daß man, anstatt den Patienten nur stillschweigend in den Stromkreis einzuschalten, die physikalische Wirkung des Stromes durch Verbalsuggestionen gleichgerichteter Tendenz in sorgfältig abgewogener Weise unterstützt.

f) Einen ganz anderen psychologischen Ausgangspunkt nimmt ein Verfahren ein, welches den elektrischen Strom oder einen anderen Reiz (kalte Duschen usw.) in einem Ausmaß appliziert, daß dem Kranken starkes Unbehagen oder gar Schmerz verursacht und in ihm dadurch der Wunsch erzeugt wird, möglichst bald von der Grundursache dieser Unlustgefühle, eben seiner Krankheit, befreit zu werden. Der Kranke wird damit sozusagen gegen sein Symptom eingestellt. Solche Gewaltkuren sind immer mit Vorsicht anzuwenden, besonders denke man auch an masochistische Veranlagung! Es kommt bei der ganzen Art dieses Verfahrens eigentlich nur eine relativ kleine Gruppe von Kranken in Frage, entweder, wie Vogt hervorhebt, schlappe, energielose junge Männer oder aber Kraftnaturen, „die etwas sehen und fühlen wollen, wenn sie behandelt werden."

Ähnliche Momente wie bei der Ausnutzung körperlicher Schmerzen treten in Aktion, wenn der Arzt in seinen Kranken durch Verbote ein seelisches Unlustgefühl hervorruft, mögen sie nun eine liebgewordene Beschäftigung betreffen oder ein gewohntes Genußmittel oder andere Dinge, deren Entbehren dem Patienten nicht gleichgültig ist.

g) Äußerlich den Persuasionsmethoden (a und b) ähnlich, ihrem inneren psychologischen Sinne nach jedoch mehr der Hypnose verwandt, wirkt ein wachsuggestives Verfahren dadurch, daß man in eindringlicher, monotoner Art auf den Kranken einspricht, ohne dabei durch Vernunftgründe, logische Überzeugung oder Appell an die Affektivität wirken zu wollen. Der Erfolg wird, wie bei der Hypnose, durch die Einengung des Bewußtseins erzielt, welche — wie schon Bernheim bekannt — auch ohne eigentliche Schlafsuggestionen im sog. hypnoidalen Zustande eintreten kann. Bei leicht beeinflußbaren Kranken ohne allzu kritische Veranlagung ist dies Verfahren oft wohl geeignet, recht befriedigende Erfolge zu zeitigen.

h) Als rein suggestiv ist auch die Lippmannsche Methode der Suggestivfragen aufzufassen. „So gut man jede Krankheit in den Kranken hineinfragen kann, so gut kann man auch die Besserung seiner Beschwerden in ihn hineinfragen. .... Daß es sich dabei um besonders leichtgläubige Kranke handeln muß, die einen hohen Grad von Beeinflußbarkeit besitzen, bedarf weiter keiner Erwägung. Die Suggestivfragen sind auch weniger als Methode für sich brauchbar, als vielmehr werden sie gelegentlich andere wachsuggestive Methoden in geschickter Weise unterstützen können" (Vogt, l. c.).

i) Als eine Abart der sog. „Konzentrationsmethoden" möchte ich die autosuggestive Methode von Levy hervorheben. Das Wesen dieser Behandlungsart fundiert in der Tatsache, daß wir durch immerwährende Konzentration der Aufmerksamkeit auf einen bestimmten Gedanken diesen schließlich in eine Handlung umzusetzen vermögen. Im Grunde genommen ist dieser psychologische Vorgang der Hinlenkung der Aufmerksamkeit auf ein bestimmtes Ziel ja in jedem Falle als erster Schritt zu einer Handlung zu betrachten, sofern diese überhaupt zur Ausführung kommt. Richten wir unsere Aufmerksamkeit fest und bestimmt auf eine Vorstellung, so wird diese festgehalten und dadurch wieder die Auslösung der betreffenden Handlung oder des bestimmten Gefühls gefördert.

Der — beispielsweise an einer psychogenen Lähmung leidende — Kranke wird aufgefordert, eine bequeme Lage einzunehmen, die Augen zu schließen und in sich die Vorstellung wachzurufen, er sei ein gesunder Mensch mit brauchbaren Gliedern. Dabei ist alles Wunschhafte: Ich möchte jetzt gesund sein u. ä. streng zu vermeiden. Nur immer das eine: Ich bin jetzt gesund, ich fühle den Zustand der Genesung, ich spüre bereits, daß im Arm die Kräfte wiederkehren usf., kurz, das gleiche, was wir im Hypnosekapitel den Arzt suggerieren hörten, soll sich der Kranke fest und bestimmt vorstellen. In der Tat beeinflußt eine unentwegt festgehaltene Vorstellung den Ablauf des psychischen Geschehens allmählich so stark, daß sie sich schließlich in die ihr entsprechenden Handlungen umsetzt.

k) Auch auf dem entgegengesetzten Wege, nicht durch Konzentration der Aufmerksamkeit, sondern durch Ablenkung derselben vermag man häufig zum Ziele zu gelangen. Jedermann weiß, wie leicht es ist, kleine Kinder, die sich einen Schmerz zugefügt haben, innerhalb kürzester Frist zu beruhigen, indem man ihnen einen bunten Gegenstand vor die Augen hält oder zur Zimmerdecke zeigt und ihnen zuruft: „Schau, da oben ist das Weh hingeflogen", oder auf ähnliche der kindlichen Psyche angepaßte Weise die Aufmerksamkeit von der Schmerzempfindung ablenkt. Grundsätzlich das gleiche Verfahren, nur in entsprechend anderer Aufmachung, wendet man bei Erwachsenen an, um sie von einem Schmerz oder einem anderen Krankheitssymptom abzulenken.

Oppenheim hat die im Vorstehenden geschilderten Tatsachen zum Ausbau eines Heilverfahrens bei Neuralgien und Psychalgien benützt, indem er zunächst eine gesunde Körperstelle durch faradischen Strom, Heißluft oder manuell linde oder schmerzhaft reizte.

Im ersteren Falle muß der Kranke seine volle Aufmerksamkeit der Reizstelle zuwenden, um den Reiz überhaupt zu spüren, und wird dadurch von der Beachtung des Krankheitssymptoms abgezogen; im zweiten Falle wird der Krankheitsschmerz durch den künstlich erzeugten sozusagen übertäubt, zunächst für kurze Zeit, bei geduldiger und systematischer Durchführung (vorsichtige Reizung auch der kranken Stelle usw.) wird gar nicht selten auch ein Dauererfolg erzielt. Nur soll man bei labilen Hysterischen die Indikation vorsichtig stellen, um nicht Gefahr zu laufen, den Schmerz einfach von der Krankheitsstelle an den Reizort zu transferieren! Von dem unter f) geschilderten ist dieses Verfahren psychologisch unterschieden: dort infolge Unlustgefühls der Wunsch, vom Symptom loszukommen und dadurch Einstellung gegen dasselbe, hier einfache Ablenkung der Aufmerksamkeit.

l) Bei mehreren der bisher genannten Verfahren tritt neben anderem immer wieder ein Faktor in Mitwirkung, desen Bedeutung bei allem bewußten psychischen Geschehen so bedeutend ist, daß man eine besondere Art von Wachpsychotherapie auf ihm aufgebaut hat; das ist der Wille des Kranken. Die systematische Übung des Willens und seine Konzentrierung in bestimmter Richtung umfaßt ein großes Gebiet und spielt in der Psychotherapie deshalb eine erhebliche Rolle. Da es jedoch eine aktive Willensbetätigung nicht gibt, wo sie nicht gefühlsmäßig, durch irgendein Luststreben angeregt wird, kommt es zunächst immer darauf an, diese Gefühle zu wecken, indem wir dem Kranken das Bild seiner Gesundung, der Möglichkeit vollen Verdienstes und damit verbundener Besserung seiner Lebenshaltung, glücklicheren Familienlebens und vieles andere mehr vor sein geistiges Auge stellen. Ist dadurch der Wille erst geweckt, dann wird er in die gewünschte Richtung gelenkt, durch Übung gefestigt und damit zugleich der Kampf gegen die Krankheit oder wenigstens die quälenden und hindernden Symptome aufgenommen.

Die Wege dazu sind sehr mannigfaltig: Alles, was Übung heißt, kann man mehr oder minder hierher rechnen, seien es Gehübungen nach apoplektischen Lähmungen oder bei Tabes, seien es Sprechübungen bei psychogen oder anders bedingten Sprachfehlern, all das bedeutet letzten Endes Übung des Willens und seine Betätigung in bestimmter, erwünschter Richtung. Auch bei den Ruheübungen nach Hirschlaff, bei welchen der Kranke durch bestimmte Zeiträume in immer gleicher, wenn auch bequemer Lage regungslos verharren muß, darf man nach meiner Ansicht wenigstens teilweise den Willen als mitwirkendes Moment ansehen, wenn auch hier noch andere psychologische Faktoren mit in Frage kommen. Ebenso wird man bei der unter i) geschilderten autosuggestiven Methode die Willenskomponente als wirksames Agens, ohne welches eben eine Konzentration der Aufmerksamkeit nicht denkbar ist, nicht ignorieren dürfen.

m) Auch die sog. Assoziationstherapie (Moll, l. c.) ist im Grunde eine Betätigung des Willens. Durch Anspannung der inneren Willenstätigkeit soll der Kranke, z. B. ein Homosexueller, zunächst alle perversen Phanthasien bekämpfen, die willkürliche Erzeugung solcher Gedanken unterlassen. „Ja er muß, wenn unwillkürlich perverse Ideen auftauchen, mit seinem Willen deren Unterdrückung versuchen." Der Arzt unterstützt den Kranken dadurch, daß er versucht, ihn für normale Sexualreize empfänglich zu machen. „Hierzu gehört, daß der Patient entweder in der Phantasie normale sexuelle Bilder erzeugt, oder daß man ihm Gelegenheit gibt, auf normale sexuelle Reize seine Reaktionsfähigkeit einzustellen, und zwar nicht „durch heterosexuellen intimen Verkehr", sondern dadurch, „daß er durch häufiges Zusammensein mit dem anderen Geschlecht auf dessen Reize zu reagieren lernt ..... Der Kernpunkt dieser Behandlung ist der, daß der Perverse die willkürlichen perversen Ideen meidet und etwa unwillkürlich auftretende zu bekämpfen sucht, während er andererseits normale sexuelle Vorstellungen zu erzeugen trachtet."

In ganz gleicher Weise, wie bei den sexuellen Perversionen, kann man auch in vielen anderen Fällen, so bei manchen Idiosynkrasien und psychogenen Störungen mit dieser Behandlungsart sehr viel erreichen.

n) Eine Methode sei noch erwähnt, wenn ich auch rate, von ihr nur bei sorgfältigster Indikationsstellung sparsamen Gebrauch zu machen: Ich meine die plötzliche Überrumpelung des Patienten durch Schmerz, Schreck oder grobes, brüskes Anfahren. Es hat hie und da berühmte Ärzte gegeben, die sich ein förmliches „Grobheitsmilieu" geschaffen und gerade dadurch manchem imposant erschienen; doch ist das immerhin ein Heilfaktor, den sich nicht jeder Kollege leisten kann. Die Lage des Falles ergibt ja manchmal die Möglichkeit, daß bei Hysterischen, die sich allzusehr „gehen lassen", oder bei anderen abulischen, aggravierenden oder — simulierenden Kranken oder auch bei Kindern durch unvorhergesehene Schockwirkung hemmende Vorstellungen beseitigt werden können (psychogene Lähmungen u. dgl.); im allgemeinen jedoch wird man gut tun, vorher immer mit milderen und unbedenklicheren Methoden sein Heil zu versuchen.

Mit der hier gebotenen gedrängten Auswahl sind zwar allgemeine Richtlinien gegeben, jedoch noch nicht alle Wege erschöpft, welche in den wachpsychotherapeutischen Verfahren besonders dem Facharzte zur Verfügung stehen. Doch liegt eine eingehendere Würdigung aller bis jetzt erkannten Möglichkeiten nicht mehr im Rahmen dieses Buches und muß den größeren Fachwerken vorbehalten bleiben. Aber auch die werden niemals allgemein gültige Maximen aufstellen, sondern die Einzelentscheidung für jeden Fall dem Arzte überlassen, denn intuitives Erfassen der jeweils gebotenen Chancen ist ja gerade eine unentbehrliche Waffe des Psychotherapeuten. Der Praktiker wird stets zu prüfen haben, welchen Weg er einzuschlagen hat und was er von den einzelnen Methoden gerade verwerten kann. Das A und O auch in der Wachpsychotherapie ist und bleibt: Sorgfältige Indikationsstellung für die einzelnen Behandlungsweisen, individuelles Vorgehen, kein Herumtasten, sondern zielsicheres Verfolgen der einmal als richtig erkannten Behandlungsart.

4. Populärpsychotherapie (Schultz).

Es ist nunmehr nötig, noch einige allgemeine Gesichtspunkte zusammenfassend darzulegen, welche, ohne eigentlich als praktische Seelenbehandlung gelten zu können, doch als Grundlage für alle Arten von Psychotherapie ungemein wichtig sind und selbst so sehr einen integrierenden Bestandteil derselben bilden, daß J. H. Schultz sie als „Populärpsychotherapie“ besonders abgrenzt und in seinem schon mehrfach erwähnten Spezialwerke „Die seelische Krankenbehandlung“ in seiner tiefgründigen Weise schildert.

Der genannte Autor, dem ich die nachstehenden Ausführungen im großen und ganzen auszugsweise entnehme, bezeichnet als Populärpsychotherapie „alle ärztlichen Maßnahmen, deren Einfluß ganz oder überwiegend seelischer Art ist, ohne daß sie doch eigentlich psychotherapeutisches Arbeiten darstellten“.

Wenn jemand einen Einblick in die psychischen Geschehnisse seiner Nebenmenschen gewinnen will, muß er über seine eigene seelische Struktur klar sein, da der einzelne, je nach seiner Veranlagung, von der Außenwelt — wozu ja auch das Seelenleben der anderen gehört — nicht selten eine ganz andere Auffassung gewinnt als ein zweiter Beobachter. Es ist häufig nötig, diese Auffassung zu revidieren und auf gewisse Normen einzustellen oder aber von vornherein bei seinen Betrachtungen und Urteilen diese in der eigenen Person gelegenen Faktoren mit in Rechnung zu stellen. In grundverschiedener Weise können sich die dem Menschen eingepflanzten subjektiven Besonderheiten auswirken, darum möge jeder, der sich mit Psychotherapie beschäftigen will, zunächst sich selbst erkennen!

In richtiger Empfindung für diese Tatsachen betont Schultz zunächst, wie viel psychotherapeutische Momente an sich oft schon in der Persönlichkeit des Arztes liegen und erleichtert jedem die eigene „Eingruppierung“ durch anschauliche Schilderung der wichtigsten psychotherapeutisch bedeutsamen Ärztetypen.

Er nennt den „phlegmatischen, meist etwas bequemen und nüchternen Kollegen“, dessen psychotherapeutische Hauptwaffe seine Unerschütterlichkeit ist, und der, oft mehr, als ihm selber klar, sein massives Lebensruhegefühl, eine Atmosphäre von fragen- und konfliktloser Wohlbehaglichkeit auf seine Kranken überträgt. Der Faktor der „Gemütlichkeit“

spielt bei diesem Arzttypus unbewußt eine wichtige psychotherapeutische Rolle.

Die Betätigungsnaturen (der Psychiater nennt sie Hypomaniker) treten viel stärker bewußt in Aktion, verordnen gern bald dies, bald das, wobei sie intuitiv meist das Richtige treffen. „Sie sind Anreger und Situationskünstler, seltener echte Organisatoren" und ziehen die Kranken, sie durch glänzende Redegabe begeisternd, unwiderstehlich mit sich. Langwieriges psychotherapeutisches Arbeiten ist nicht ihre Sache, doch können sie oft, auch in der Sprechstunde, recht beachtenswerte Erfolge haben.

Die affektiven Persönlichkeiten, die „Choleriker" älteren Stils, „wirken oft Erstaunliches durch Affektschock, aber fast ebensoviel können sie sich eben dadurch verderben." Ihr Feld ist die Behandlung solcher Kranker, welche sich für die Überrumpelungstherapie eignen. Eine genügende Dosis Affektivität ist jedenfalls, wie besonders Nonne auf einem Kongreß in Berlin 1918 betont hat, für den Psychotherapeuten nicht zu verachten. Andererseits darf die affektive Veranlagung des Arztes nicht zu innerer Gebundenheit, zu Hemmungen oder gar zum affektiven Hang zur eigenen Person führen. Es wird dann die Psychotherapie „nur ein Mittel zur Befriedigung persönlicher Eitelkeit", ein objektiv durchaus zu verwerfender Faktor.

Schultz schildert dann den idealistisch gerichteten Arzttypus, der, wenn innerlich unfrei (affektiv gebunden), entweder „jedem Neuen gegenüber wehrlos ist" und dann zum „Betätigungstherapeuten" wird, oder aber sich ganz an ein für ihn einzig gültiges Vorbild anlehnt und „mehr Geist als Kritik, mehr Fähigkeit zur genialischen Einzelleistung als zur Systematik und Synthese" hat.

Ferner die lehrhaften, doktrinären Psychotherapeuten, welche nicht ohne Einseitigkeit alles in „ihr System" zwingen, sei es, daß sie den Intellekt, die Affektivität oder den Willen zum „Grundprinzip" erheben, daß sie „Selbstbeherrschung", „Konzentration", „Triebentfaltung" oder anderes lehren. In dem geschlossenen System findet Unklarheit keinen Platz, und der Kranke wird auf eine völlige feste Anschauung gebracht. „Das Festigende, Disziplinäre dieser Psychotherapie ist von unschätzbarem Werte für viele nicht allzukritische Kranke aus Berufen praktisch-disziplinierter Art."

Den zynischen Ärztetyp trennt der Autor in einen naiven, undifferenzierten und einen sentimentalen, dessen Zynismus „zur Abwehr gegen allzuviel sensitives Erleben angewöhnt ist." Dieser letztere kann psychotherapeutisch wertvoll sein „gegenüber aufdringlichen, unechten und deklamatorischen Gefühlsäußerungen", bietet jedoch dadurch Gefahren, daß der darin enthaltene negierende Faktor von vielen „schwankenden Psychopathenseelen" begierig aufgenommen wird und in ihnen dann jenen betrüblichen und unproduktiven Zustand verzweifelter Gleichgültigkeit dem ganzen Leben gegenüber hervorruft. „So ist der ärztliche Zynismus ein gefährliches Werkzeug, das, überlegt gehandhabt, Glänzendes leistet."

Der ausgesprochene Willensmensch, welcher, „ziehlsicher, zäh, real, konsequent, bestimmt, ruhig und klar", die Vorzüge des „Betätigungstherapeuten" mit denen des „doktrinären" in sich vereinigt, ohne die Mängel beider zu besitzen, übt stets aktiven Einfluß aus, „bald mehr erzieherisch, bald beherrschend" und eignet sich vorzugsweise für die Suggestions- und Wachpsychotherapie. „Um diese Psychotherapeuten ist gleichsam ein Spannungsfeld von Energieströmen, dessen Einfluß kein sensibler Mensch entgeht."

Nach einigen treffenden Bemerkungen über den „wissenschaftlichen Arzt", welcher, falls ihm „hauptsächlich Gesichtspunkte der Forschung an den Kranken fesseln", wenn er „im Kranken" nur „Material oder Blutspender oder künftiges Sektionsmaterial sieht", in psychotherapeutischem Sinne als ungeeignet bezeichnet werden muß, kommt Schultz resümierend zu dem Schluß, „daß der Arzt um so mehr Psychotherapeut ist, je mehr er an und für sich Mensch ist und dies neben und in seinem Berufe behauptet unter der unbedingten Voraussetzung, daß er über seinem Berufe steht, damit dieser nicht in der praktischen Arbeit den Weg zum Kranken versperrt."

Dieser Weg wird dem Arzte von vornherein bis zu gewissem Grad erleichtert durch die ganze Einstellung des Kranken selbst, der ja hilfsbedürftig und hilfesuchend zu ihm kommt. Andererseits muß der Arzt die Erwartungen des Kranken, soweit es an ihm liegt, zu erfüllen trachten, d. h. er muß das Vertrauen des Patienten zunächst dadurch zu gewinnen suchen, daß er ihm sein bis ins Einzelne gehendes Interesse bekundet. Wie schon an anderer Stelle bezüglich der Untersuchung und der Aufnahme der Vorgeschichte betont, ist auch die erste Aussprache von grundlegender Wichtigkeit; deshalb soll man sich zu ihr genügend Zeit vergönnen, insbesondere dem Kranken Gelegenheit geben, seine Beschwerden, Sorgen, Schmerzen und Bedenken ausgiebig zu schildern; Abschweifungen kann man dabei immer durch Einschaltung kurzer Fragen und richtunggebender Zwischenbemerkungen verhindern. Auf diese Weise erkennt einerseits der Kranke, daß er Verständnis findet, und wird dadurch dem Arzte nähergebracht, andererseits erhält dieser einen meist alles Weitere bestimmenden Einblick in die seelische Verfassung des anderen.

Ein weiteres, leider oft nicht genügend beachtetes Erfordernis ist unbedingte Wahrhaftigkeit dem Kranken gegenüber. Man soll ihm seine Lage klarlegen, sobald man selbst durch die Untersuchung ein scharfes Bild gewonnen hat. Weder die Diagnose noch die Prognose darf man dem Patienten vorenthalten, ebensowenig soll man sie durch gefärbte Angaben verschleiern. Einmal könnte dieser sich beim Vorliegen einer schweren Erkrankung durch Leichtfertigkeit gefährden, andererseits vermöchte er ja doch leicht sich wirkliche Aufklärung bei einem anderen Arzte zu erholen; das Vertrauen wäre untergraben, die Möglichkeit jeder weiteren psychischen Beeinflussung dahin. Es kann sich also nur darum handeln, wie man die Aufklärung erteilt. Bei heilbaren Erkrankungen ist das recht einfach, schwierig hingegen in allen anderen Fällen. Hier soll man bei aller Offenheit doch nicht ohne Schonung und, wenn irgend möglich, unter Erhaltung der Hoffnung auf Besserung oder wenigstens erträgliche Lebensmöglichkeit seine Aufschlüsse geben. „Nur eine Prognose erfordert größte Zurückhaltung: die des bewußt zu erlebenden und rettungslosen Siechtums." Man sei hier nicht zu schnell mit der Abgabe des Urteils, sondern bedenke, daß bei sehr chronischem Verlauf einer Krankheit die Gewöhnung an den Zustand im Laufe der Jahre eine subjektive Verzichtleistung auf die Freuden gesunder Menschen herbeiführen kann und sogar noch ein, wenn auch stilles und bescheidenes Glücksgefühl zu schaffen vermag, welches den verbliebenen kümmerlichen Lebensrest ganz anders bewertet als wir. So erinnere ich mich an eine hochbetagte Patientin, welche infolge einer schweren Arthritis deformans seit vielen Jahrzehnten vollständig hilflos im Bette lag und sehr böse wurde, wenn ihr jemand vom Sterben sprach!

Im weiteren Verlauf seiner Betrachtungen macht Schultz auf eine Reihe von Schwierigkeiten aufmerksam, welche sich dem Psychotherapeuten bei seinen Bestrebungen in oft erheblicher und wenig angenehmer Weise in den Weg stellen können.

Nicht ganz selten liegen diese Widerstände im Arzte selbst: Schon in einem früheren Abschnitt (Hypnose) habe ich darauf hingewiesen, daß auch Äußerlichkeiten in Körperpflege, Kleidung usw. für den Psychotherapeuten nicht gleichgültig sein dürfen. Der Kollege, der diesen Faktor vernachlässigen zu dürfen glaubt, wird vielleicht selbst verwundert sein über plötzlich auftauchende Hemmnisse, für die ein ohne weiteres ersichtlicher Grund nicht zu bestehen scheint. — Ein anderes die Tätigkeit des Psychotherapeuten ungemein störendes, wenn nicht überhaupt verhinderndes Moment ist der wirkliche oder durch unzweckmäßige Tageseinteilung geschaffene Zeitmangel. Die Stunden, welche einmal für den Patienten reserviert sind, muß man ihm auch voll und ganz widmen, ohne an andere Dinge denken zu müssen. Andererseits verlange man auch vom Kranken von Anfang an ebenso unbedingte Pünktlichkeit!

Eine weitere Quelle von Schwierigkeiten sind Hindernisse, die im Kranken selber liegen. Von Geisteskranken und erheblich Schwachsinnigen soll hier abgesehen werden, da sie überhaupt für psychotherapeutische Eingriffe so gut wie nicht in Betracht kommen. Doch kann der fast jedem Menschen innewohnende Reiz zur Übertretung ärztlicher Vorschriften aus verschiedenen inneren Ursachen Nahrung erhalten. Erstens ist es für den Kranken oft ungemein schwer, sich von fest verankerten krankhaften Vorstellungen zu befreien, wenn der Erfolg der Behandlung einige Zeit auf sich warten läßt. Zweifel und leises Mißtrauen wecken den Wunsch, es vielleicht doch noch einmal mit etwas anderem, einem anderen Arzt oder einem anderen Mittel zu versuchen; die notwendige Fühlungnahme wird durch solche Reflexionen ungeheuer erschwert. Der Grund einer derartigen inneren Einstellung ist nicht selten eine vorausgegangene ärztliche oder nichtärztliche Behandlung, während welcher, vielleicht ohne böse Absicht, eine unbedachte Äußerung eines Kollegen über einen anderen oder dessen Behandlungsmethoden das Hindernis legte.

Leider bietet gerade heutzutage noch ein anderer Faktor dem Psychotherapeuten nicht gar selten fast unüberwindliche Hemmnisse, der oft zum Ausdruck kommende Unterschied in dem Bildungsgrade des Arztes und seines Patienten oder besonders in der sozialen Stellung beider. „Ein Kranker", sagt Schultz in seiner wuchtigen Sprache, „der in dumpfem Klassenhaß dem Arzte gegenübersteht, wird erfolgreiche Populärpsychotherapie nur zustande kommen lassen, wenn es dem Arzte gelingt, über diese Sperrfeuerzone fort zum Nahkampfe vorzudringen."

Weitaus am häufigsten und verhängnisvollsten jedoch wirken ungünstige Verhältnisse in der Umgebung, besonders in der Familie des Kranken einer erfolgreichen Psychotherapie entgegen. Eine etwaige innere Sperrung des Kranken erhält in solchen Fällen überreichlich Nahrung durch „altbewährte" Ratschläge von Tanten, Basen und anderen „Erfahrenen", welche schon seit Menschenaltern gerade mit diesem Haustrunk oder mit dieser Prozedur die „herrlichsten Erfolge" erzielt haben. Auch der Aberglaube spielt meist mit in diese Verhältnisse hinein. Der

Psychotherapeut kämpft deshalb oft einen außerordentlich schweren Kampf, den er nur dadurch mit einiger Aussicht auf Erfolg durchfechten kann, daß er sich entweder der Mithilfe einiger vernünftiger, einflußreicher und tatkräftiger Familienmitglieder versichert oder aber den Kranken diesem Milieu schleunigst entzieht.

So sehen wir, daß es zahlreiche Momente und mannigfache Zusammenhänge sind, auf welche der Psychotherapeut sein Augenmerk richten muß, will er nicht sich von der Situation überraschen lassen. Aus der Fülle der Möglichkeiten ist es nur eine Auswahl, doch bei der ungeheuren Mannigfaltigkeit seelischen Geschehens ist es unmöglich, hier mehr zu bieten, als nur das Wichtigste. Die hier gegebenen Hinweise sind nur Marksteine in der Wegrichtung, welche der psychotherapeutisch tätige Arzt einschlagen muß; sein eigener Entschluß wird und soll in allen Fällen die Entscheidung treffen. Jedoch werden diese Erörterungen, so hoffe ich, den Leser zur Nachdenklichkeit anregen und ihn veranlassen, in seiner Tätigkeit die in diesem Abschnitt gegebenen Andeutungen zu verarbeiten und zu verwerten. Damit wird er bereits ein Stück Populärpsychotherapie treiben, deren praktische Ausübung im einzelnen unter allgemeiner Wachpsychotherapie zum großen Teil gekennzeichnet wurde. Besonders ist es — neben der an anderer Stelle besprochenen Hypnose! — die rationelle Psychotherapie (Ziff. 3d), welche dem praktischen Arzt das dankbarste Feld der Betätigung bietet und von der Schultz sagt, daß sie „die Hochburg der Populärpsychotherapie in der Allgemeinpraxis und der nicht psychotherapeutischen Spezialpraxis" ist. Aber auch die übrigen unter allgemeiner Wachpsychotherapie skizzierten Methoden mögen dem Kollegen Anreiz geben, sich mit diesen Gebieten eingehender zu befassen und sich je nach Art und Neigung in weiterem Studium mehr und mehr in die darin enthaltenen Probleme zu versenken.

VI. Fälle eigener Beobachtung und Beispiele aus der Literatur.

1. Fälle eigener Beobachtung.

Fall 1: Depressive Konstitution, chronische Obstipation. — (Hypnose und Belehrung.)

E. B. weiblich, 52 Jahre alt, durch Geisteskrankheit der Mutter erblich belastet. Als Kind und Mädchen normal, heiratete mit 24 Jahren, blieb ohne Kinder. Vor 19 Jahren vorübergehende depressive Verstimmung, später wieder gleichmäßig. Intellektuell mittelmäßig. Seit fast 2 Jahren ständig Obstipationsbeschwerden und zeitweise Störung des Schlafs. Versucht angeblich täglich, Stuhlgang zu erreichen, doch ohne Erfolg, dadurch leicht depressive Stimmung und Hoffnungslosigkeit bezüglich eines Behandlungserfolges. Untersuchung ergibt im Kolon fühlbare Skybala, doch im übrigen keinen krankhaften körperlichen Befund des Magendarmtraktus. Keine depressiven Wahnvorstellungen, volle Einsicht. Bisherige Therapie (Abführmittel, Massage, Brunnenkuren) ohne nachhaltigen Erfolg, in den letzten Tagen überhaupt vergeblich; letzter Stuhlgang vor 5 Tagen, sehr hart.

Patientin wird über Hypnose und deren Wirkung auf körperliche Vorgänge aufgeklärt. Am folgenden Tage wird sie auf eigenen und des Ehemannes Wunsch hypnotisiert, kommt alsbald in tiefe Hypnose; posthypnotische Suggestionen, auf die Ausführung einiger nach Stunden auszuführender Handlungen gerichtet, werden erteilt, um die Kranke bezüglich der Wirkung der Suggestionen zuversichtlich zu machen. Der Erfolg tritt genau zur vorausgesagten Zeit ein. Am Nachmittage des gleichen Tages 2. Hypnose: Unter Hinweis auf die von der Patientin selbst erlebte Wirkung der Suggestionen wird ihr eingegeben, daß sie am folgenden Morgen, genau um 7 Uhr 30 Min. in frischer Stimmung erwachen und das bereitgestellte Glas Wasser trinken werde, worauf innerhalb einer Viertelstunde allmählich immer stärker werdender Stuhldrang eintreten werde. Punkt 8 Uhr würde sie aufstehen, das Klosett aufsuchen und Stuhlgang haben. — Nach Beendigung der Hypnose besteht Amnesie für die Suggestionen.

Am nächsten Vormittag berichtet die Patientin halb glücklich, halb unglücklich, sie sei zwar pünktlich aufgewacht, habe ein Glas Wasser getrunken und bald darauf heftigen Stuhldrang bekommen, jedoch habe sie, trotz Pressens und starker Schmerzen, keine Entleerung erzielen können. — Da die Untersuchung noch mehr gehäufte und verhärtete Kotmassen im Rektum ergibt, wird hoher Einlauf von 1 Liter kaltem Seifenwasser gegeben. Nach 20 Minuten Entleerung fast faustgroßer harter Klumpen unter erheblichen Schmerzen. Nach 4 Stunden Wiederholung des Einlaufs und nochmalige Entleerung diesmal weicherer Massen. Die Kranke wird im Wachzustand darüber aufgeklärt, daß die Hypnose nichts Unmögliches bewirken könne, daß ihre volle Auswirkung bis jetzt rein mechanisch (Hinweis auf die faustgroßen, durch das Seifenklistier erst zu erweichenden Kotballen) verhindert worden sei. So wenig man durch Hypnose z. B. jemanden veranlassen könne, durch ein Schlüsselloch zu kriechen, so unmöglich sei auch unter diesen Umständen volle Wirkung zu erzielen gewesen. Jetzt nachdem das Hindernis beseitigt sei, werde die Patientin, da sie ja bereits den Eintritt der Suggestionen prompt erlebt habe, am nächsten Morgen pünktlich Stuhlentleerung bekommen.

In nochmaliger Hypnose werden die Suggestionen in allen Einzelheiten eindringlich wiederholt und pünktliche Wirkung vorausgesagt.

Am folgenden Tage berichtet die Patientin bereits um 9 Uhr vollen Erfolg. Abends in Hypnose Festigung der Sicherheit, daß nunmehr jeden Morgen, auch ohne vorheriges Wassertrinken, ¼ Stunde nach dem Erwachen Stuhldrang sich einstellen und ¼ Stunde später schmerzlos und leicht Stuhlentleerung erfolgen werde.

Am nächsten Tage hat die Suggestion auch ohnes Wasertrinken gewirkt. Patientin ist heiterer Stimmung, hat guten Appetit. Kontrolle durch 4 Wochen ergibt keine Störung mehr; besonders rühmt die Patientin ihren guten Schlaf.

Nunmehr, nach 3 Jahren, ergibt eine Anfrage, daß die Patientin sich vollständig auf die bestimmte Morgenstunde eingestellt hat, die Stuhlbeschwerden verschwunden sind und Patientin sich dauernd wohl fühlt.

Fall 2: Enuresis nocturna. — (Hypnose.)

B. L., weiblich, 12 Jahre alt. Vater und Vaterbruder „nervös". Patientin von jeher stilles, schüchternes Kind, viel für sich. Intellektuell übermittel. Einnässen erfolgt 3—4 mal in der Woche, nur nachts. Patientin gibt an, nachts weder Drang noch Abgang zu verspüren. Untersuchung ergibt keine organischen Veränderungen. Dem Kinde wird in tiefer Hypnose, welche leicht eintritt, die Suggestion des Harndranges gegeben, unter Auflegen der Hand auf die Blasengegend und sich steigernder Schilderung der Empfindungen bei Füllung der Blase. Zugleich wird der Patientin — noch in der Hypnose — der Auftrag erteilt, das neben dem Bett stehende Nachtgeschirr zu benützen, sobald der Drang deutlich fühlbar werde. — Die Suggestionen werden realisiert; nach Beendigung der Hypnose besteht Amnesie.

Abends wird die Kranke zum zweiten Male hypnotisiert, nachdem ihr eine Uhr mit je einer roten Marke bei den Ziffern 11 und 3 Uhr mit der Aufforderung gezeigt wurde, sich diese Zeiten genau einzuprägen. In der Hypnose werden diese zwei Termine suggestiv noch intensiv festgelegt und im Anschluß daran der strikte Auftrag gegeben, vor dem Schlafengehen sich die 2 Zeitpunkte vor Augen zu halten, dann nicht mehr daran zu denken, sondern ruhig einzuschlafen. Genau um 11 und um 3 Uhr werde Patientin einen leichten Harndrang verspüren, sich sofort erheben und das Nachtgeschirr benützen, sodann sich jedesmal wieder hinlegen, ruhig weiterschlafen und morgens zur gewohnten Stunde frisch und munter erwachen.

Auch diese Suggestionen werden insofern erfüllt, als Patientin zu den angegebenen Terminen aufsteht und uriniert; nur fand sie einmal das Geschirr nicht und benäßte im Drange den Fußboden.

Mehrmals wiederholte Hypnosen festigten die gegebenen Suggestionen, besonders aber wurde die kleine Patientin auch in ihrer Zuversicht zu sich selbst gestärkt. Im Laufe einiger Wochen wird die Mictio suggestiv auf Abend und Morgen verlegt. Patientin ist jetzt nach 1½ Jahren, nach Mitteilung der Eltern, ein fröhliches Kind; Einnässen trat nicht mehr ein.

Fall 3: Hysterie mit Schlaflosigkeit und dysbasischen Störungen. — (Ruhehypnosen von mehreren Stunden, Gehübungen während und nach der Hypnose.)

M. G., weiblich, 44 Jahre alt. Familienanamnese o. B. Patientin ist leicht debil, Schulkenntnisse ziemlich mangelhaft. War verheiratet, nun verwitwet, 2 Töchter (23 und 17 Jahre alt) sind gesund. — Vor 4 Jahren bereits wegen Schlaflosigkeit bei Referent in Behandlung; damals durch 5 Hypnosen von je 2 Stunden Dauer symptomfrei, bis vor etwa 6 Wochen im Anschluß an Gelenkrheumatismus wieder Schlafstörungen auftraten. Zugleich bemerkte Patientin beim Aufstehen vor etwa 3 Wochen, daß sie nur noch mühsam humpelnd gehen konnte. Sie wird von ihrer Tochter in einem kleinen Handwagen in die Sprechstunde gefahren. Die Untersuchung ergibt keine organische Störung, doch Analgesie am rechten Bein vom Knie abwärts. Gelenke passiv frei beweglich. Nach einigen Hypnosen von je 1½ Stunden sind die Schlafstörungen am 3. Tage beseitigt. Die Gangstörungen werden in der Weise angegriffen, daß die Patientin zunächst während, dann nach der Hypnose exerzieren muß. Ein vollkommener Erfolg konnte nicht erzielt werden, da die Kranke aus äußeren Gründen abreisen mußte, doch lautet die Nachricht der Tochter dahin, daß die Mutter jetzt (nach ½ Jahr) jede Nacht gut schläft und tags, wenn auch noch hinkend, doch ohne Krücken spazieren gehen kann.

Fall 4 (s. Abb. 9): Hysterische Kontraktur der rechten Hüfte mit Koxalgie und erheblicher Gangstörung. — (Erzeugung von Analgesie in Hypnose, Marschierübungen während und nach derselben.)

L. F., weiblich, 25 Jahre alt. Anamnese ergibt nichts Belastendes außer „Nervosität" einer Schwester. Vor etwa 5 Monaten fiel Patientin beim Aufhängen eines Fenstervorhangs von einem Stuhl herunter auf die rechte Gesäßhälfte. Es wurde damals ein Bluterguß im rechten Glutäus festgestellt, keine Fraktur oder Luxation. Patientin lag etwa 8 Tage im Bett, konnte, als sie sich erheben wollte, nicht mehr allein gehen, mußte von den Angehörigen gestützt werden. Mit der Zeit wurde das rechte Bein „kürzer", so daß Patientin sich nur stark hinkend mit Unterstützung fortbewegen konnte. Die Untersuchung (etwa 4 Wochen nach dem Unfall) ergibt keine Verkürzung des rechten Beines, jedoch eine erhebliche Schiefstellung des Beckens und dementsprechende Erhebung der rechten Fußsohle um 7 cm über dem Boden. Der Versuch, das Becken gerade zu stellen, verursacht angeblich starke Schmerzen und Gegenaktion. Sonstiger Befund: Anästhesie der Rachenschleimhaut, hypästhetische Zonen am linken Arm und in der Oberbauchgegend. Psychisch leichte Überschwänglichkeit.

In leicht gelingender Hypnose wird zunächst Schmerzlosigkeit (bei erhaltener Berührungsempfindlichkeit!) der rechten Hüftgegend mit dem Erfolg suggeriert, daß das Becken ohne Widerstand gerade gestellt und passive, dann auch aktive Bewegungen im Liegen abwechslnd gleichmäßig mit beiden Beinen ohne Schmerzen ausgeführt werden können. Sodann werden — noch immer in Hypnose — Marschierübungen (langsamer Tritt, „Stechschritt") vorgenommen, welche gut gelingen. Nachdem in eindringlichen Suggestionen ausdrücklich klare Erinnerung an die Marschübungen und ihren Erfolg eingegeben und ebenso intensiv gleiches Gelingen eines ungestörten Ganges auch im Wachzustande suggeriert ist, wird die Hypnose in üblicher Weise beendet. Der Gang gelingt ohne Unterstützung bei nur ganz leichtem, kaum bemerkbarem Hinken. Dieses wird in weiteren 3 Sitzungen unter fleißigem Exerzieren vollends beseitigt. Eine Störung ist bisher (seit etwa 3½ Monaten) nicht mehr aufgetreten.

Fall 5: Zwangsdenken und -reden. — (Psychokathartische Klärung mit nachfolgender Belehrung.)

S. R., weiblich, 37 Jahre alt, verwitwet. Patientin kommt tieftraurig und unglücklich in die Sprechstunde und erzählt stockend und unter Tränen, daß sie seit längerem furchtbar schwer leiden müsse. Obwohl sie streng religiös erzogen und auch von sich aus ehrlich fromm sei, fühle sie, sobald sie in eine Kirche trete, um zu beten, den unwiderstehlichen Zwang in sich zu fluchen und an häßliche Dinge zu denken. Ein lautes Fluchen könne sie bis jetzt ja unterdrücken, doch die gräßlichen Lästerungen, die sie vor sich hinsagen müsse, und vor allem die schamlosen Gedanken, welche ihr beim Betreten eines Gotteshauses oder beim Anblick eines Kruzifixes kämen, seien für sie eine Qual, die sie nicht länger mehr ertragen könne. Das alles dauere nun schon mehrere Jahre; wie sie, die immer das Schöne geliebt habe, zu diesen Scheußlichkeiten komme, wisse sie nicht.

Die Untersuchung zeigt eine hochgebildete, intelligente und feinfühlende Frau mit tiefem, offenbar echtem Sinn für alles Edle und ethisch Wertvolle. Körperlich zart, doch gesund und ohne Zeichen organischer oder hysterischer Erkrankung. In freundlich-ruhiger Weise aufgefordert, sich zunächst vollends über alles, was sie bedrücke, auszusprechen, weil nur dann die seelische Wunde geheilt werden könne, wenn der Arzt alles wisse, gibt die Patientin noch an, daß sie aus gesunder Familie stamme, ihre nun verstorbenen Eltern in sehr harmonischer Ehe gelebt hätten und ihre Brüder sich in angesehenen Stellungen befänden. Als Kind sei sie immer etwas still und verträumt gewesen, am liebsten für sich allein. Freundinnen habe sie wohl gehabt, doch habe sie diese an ihren persönlichen kindlichen Kümmernissen nicht teilnehmen lassen. In geschlechtlichen Dingen sei sie unwissend gehalten worden bis zu ihrer Ehe. Die erste Andeutung sexueller Art sei ihr noch in schreckhafter Erinnerung: Im Institut bekam Patientin während des Unterrichts ihre erste Menstruation, so daß die Kleider durchblutet und die Bank benäßt wurde. Nach Stundenschluß wollte sie nicht aufstehen, weil sie sich schämte und ihr die ihr völlig rätselhafte Blutung unsägliche Angst einflößte. Die Lehrerin wollte sie zwingen, die Bank zu verlassen, da bekam Patientin eine schreckliche, unbestimmte Furcht. Als Rettung erschien eine ältere Lehrerin, welche zunächst alle anderen Kinder aus der Klasse wies. Mit freundlichen Worten holte sie aus dem Mädchen den Grund seines Verhaltens heraus und gab ihm dann kurze verständnisvolle Aufklärung und Beruhigung. Seit dieser Zeit war die Patientin mimosenhaft empfindlich gegen alles Sexuelle.

Mit 19 Jahren kam sie besuchsweise zu Verwandten nach L. Der älteste Sohn, ein robuster, gesunder junger Mann in selbständiger, geachteter Stellung, machte ihr bereits am 2. Nachmittag einen Heiratsantrag. Patientin in ihrer Befangenheit sagte nicht ja und nicht nein, der Bewerber gefiel ihr, und doch konnte sie aus dunkler Ursache nicht zustimmen, machte sich deshalb nachher Vorwürfe und konnte nicht schlafen. Weil sie sich nur immer mehr in sinnloses Grübeln vertiefte, fuhr sie bald wieder heim. Hier hatte inzwischen die Mutter andere Pläne vorbereitet: Ein wohlhabender Fabrikbesitzer hatte Interesse für die Tochter bekundet, die Mutter hatte seine Bewerbung sofort günstig aufgenommen und wußte ihre an Gehorsam gewöhnte Tochter zu bestimmen, ihr Jawort zu geben.

Patientin heiratete dann bald, fühlte sich in der Ehe nicht glücklich, doch zufrieden, da mehrere gesunde Kinder kamen, Geldsorgen nicht vorhanden waren, und der Mann, soweit seine ganze Anlage dies zuließ, gegen die Frau immer „gütig“ war. Auf die Frage, ob der Mann ihr je wehegetan, antwortete Patientin: „Wissentlich nie“. „Und unwissentlich?“ „Ich kann da eigentlich gar nichts Bestimmtes sagen. Mein Mann hat mir alle Wünsche erfüllt, auch solche, die er nur erraten konnte. Daß seine Bildung von der meinen verschieden war, dafür konnte er nichts; das ist wohl in allen Ehen so. Die Ehefrau hat doch die heilige Pflicht, die Rücksicht zu üben, die der Mann verdient; wie sollte es sonst eine ordentliche Ehe geben?“

Nach 14 jähriger Ehe starb der Mann an Tuberkulose, nachdem er Jahre vorher leidend wurde. Seit 4 Jahren ist Patientin Witwe und lebt mit ihren 2 Knaben zusammen.

Weiter erzählt Patientin, daß sie seit mehreren Jahren ganz mutlos sei, sich kaum noch um Haushalt und Kinder kümmere, Gesellschaften meide, kurz, am Leben gar keine Freude mehr habe. Über die Art ihrer sexuellen Gedanken beim Eintritt in eine Kirche befragt, zögert sie und wird, ihrer ganzen Art entsprechend, verlegen, sodann jedoch rafft sich Patientin auf: „Die Lästerungen, die ich leise für mich hinsagen muß, sind entsetzlich: „Herrgott im Himmel, ich fluche Dir“, usf. „Wenn ich Christus am Kreuze hängen sehe, muß ich — oh, ist das gräßlich! (weint herzzerbrechend) —, ob ich noch so sehr dagegen kämpfe, immer an seine Geschlechtsteile denken! — — — So, jetzt ist das heraus, ich habe das bisher noch nie einem Menschen gesagt und wundere mich, daß ich es sagen konnte.“ Patientin beruhigt sich allmählich und erklärt, daß sie nun alles gesagt habe, was sie wisse; mehr könne sie nicht angeben.

Nunmehr wird der Patientin bedeutet, daß sicher noch irgendwelche Vorkommnisse auf dem Grunde ihrer Seele schlummeren, die ihr gegenwärtig nicht bewußt seien, die jedoch mit höchster Wahrscheinlichkeit die Ursache zu ihren Zwangsgedanken bildeten. Diese Ereignisse zugänglich zu machen, gebe es ein Verfahren; und wenn sie später alles klar übersehen könne, werde sie diese jetzt übermächtigen Ideen auch bezwingen. Nach eingehender Aufklärung über das Wesen der Hypnose, über die in ihr auftretende Hypermnesie und über den Fortfall sonst vorhandener Hemmungen, sowie nach Übungen in „passiver Einstellung“ (die nach einigem Bemühen gelingen) wird die sehr einsichtige Patientin in leichte Dämmerhypnose nach L. Frank (s. Kap. V, 2) versetzt.

Die sich nun darbietenden Bilder entwickeln sich kaleidoskopartig folgendermaßen: Zunächst taucht wieder die oben beschriebene Szene im Schulzimmer auf, welche Patientin nochmals durchlebt. Nach längerer Pause und der nochmaligen Ermahnung, alles genau so zu erzählen, wie es ihr vor das Gedächtnis trete, schildert Patientin in etwas müdem Tone ihre Verlobungsfeier: „Ich sitze neben meinem Verlobten und bemerke mit Unbehagen, daß er mit sehr unfeinen Manieren das Eßbesteck handhabt, mich faßt Enttäuschung, das Ideal ist nicht erfüllt, welches ich mir von meinem zukünftigen Gatten gebildet hatte. Ich denke dabei an meinen Vetter in L., der mir wohl gefallen hatte.“

Nächstes Bild: „Ich bin mit meinem Verlobten allein zu Hause, meine Angehörigen sind fortgegangen; ich sitze auf dem Sofa im Wohnzimmer, er auf einem Sessel neben mir." Erregter werdend: „Er stellt mir plötzlich die Zumutung, ich solle mich ihm hingeben, was ich voll Schrecken und Scham ablehne. Später, am gleichen Tage, äußert er, wie zur Entschuldigung, die Worte: „Ich hab' nur sehen wollen, ob ich dich nüberkrieg'." Über diese zynische Äußerung ergreift mich Abscheu und Entsetzen." Patientin weint.

4. Bild: „Vor der Hochzeit reise ich — mit starkem Widerwillen — auf Wunsch meiner Schwiegermutter nach dem Wallfahrtsorte X. Ich kann jedoch dort nicht mit Andacht beten. Alles ist Angst in mir."

5. Bild. „Von der Hochzeitsreise komme ich ganz krank zurück. Der Mann war in seinem Geschlechtsverkehr mit mir furchtbar rücksichtslos."

6. Bild: „7 Jahre später — ich bin 26 Jahre alt — taucht in mir plötzlich der Gedanke auf: „Wie kommst du weg von diesem Mann?""

7. Bild: „Der Mann ist lungenkrank, der Arzt hat das festgestellt. Bei dieser Mitteilung kommt mir der Gedanke: „Das könnte die Erlösung sein.""

8. Bild: „Mein Gatte ist an seiner Lungenkrankheit gestorben. Mir kommt die Erinnerung an den Erlösungswunsch; ich mache mir darüber schwere Vorwürfe, rette mich schließlich ins Gebet, kann aber nicht beten und mich nicht sammeln.".

Pause.

„Erkennen sie jetzt einen Zusammenhang zwischen den mir soeben geschilderten Ereignissen und dem Zwange zu fluchen?" — „Ich sehe jetzt, daß das alles zusammenhängt."

Patientin wird enthypnotisiert. Sie fühlt sich wesentlich freier, erinnert sich nun auch im Wachzustande an die von ihr beschriebenen Szenen.

Es werden vor ihr nun noch einmal kurz die Erlebnisse aneinandergereiht und die inneren Beziehungen dargelegt.

Verkehrte, in bezug auf sexuelle Aufklärung allzuprüde Erziehung und infolge dieses Umstandes das peinliche, tieferschütternde Erlebnis bei der ersten Menstruation. Die Folge war ablehnende Einstellung gegen das Geschlechtliche überhaupt, dadurch wieder Konflikt infolge Schüchternheit bei der Bewerbung des Vetters in L. Um bei dem — trotz allem — bestehenden Bedürfnis nach Liebe nicht ein zweites Mal zu versagen, überläßt Patientin der Mutter die Führung und willigt in die bereits eingeleitete Verlobung.

Erste Enttäuschung beim Verlobungsmahl (bei noch ungelöster innerer Bindung an den Vetter in L.) über das Abweichen des Bräutigams von dem gewünschten „Ideal". Schwere Stöße gegen das sexuelle Feingefühl durch das grobschlächtige Verlangen und die nachfolgende zynische Äußerung des Bräutigams. Die gar nicht zu diesen Gefühlskomplexen passende erzwungene Wallfahrt zum Erbitten einer glücklichen Ehe. Dann wieder auf der Hochzeitsreise die Rücksichtslosigkeit des Mannes in seinen sexuellen Ansprüchen.

Der im gröbsten Widerspruch zu ihrem ganzen Empfinden stehende Zwang ihrer Lebenssituation erweckt den für jeden Menschen natürlichen und begreiflichen Wunsch nach Befreiung aus dieser als demütigend und qualvoll empfundenen Lage. Das Schicksal kommt diesem Wunsch entgegen mit der Erkrankung des Mannes; damit Akutwerden des Wunschgedankens „das könnte die Erlösung sein", wiederum eine allgemein menschliche und nicht der Patientin besonders eigentümliche Denkweise. Beim Tode des Mannes, d. h. bei Erfüllung des unausgesprochenen, doch stets gehegten Wunsches die natürliche Reaktion: „Sollte ich durch meinen Wunsch dieses Ereignis verschuldet haben?" Im Anschluß daran Schuldgefühl und Selbstanklagen mit innerer Zermarterung, die bei der tiefreligiösen Erziehung der Patientin in den Versuchen endigt, sich durch Gebet von der Last zu befreien.

Schon bei der ihr aufgezwungenen Wallfahrt konnte Patientin nicht mit Andacht beten; ihr Inneres war infolge der noch vorhandenen gefühlsmäßigen Bindung an den nicht angenommenen ersten Freier und der äußeren unlöslich erscheinenden Vereinigung mit einem ungeliebten Manne gespalten. Bei dem neuerlichen Versuch, für ihren vermeintlich frevelhaften Wunsch nach Erlösung von ihrem Manne sich durch Gebet Vergebung zu verschaffen, wiederum der gleiche Mißerfolg, der dann dazu führt, die Bettendenz ins Gegenteil zu verkehren. Auch sonst im Leben finden sich Beispiele für einen solchen seelischen Vorgang: Wenn jemand durch Bitten und Freundlichkeit sein Ziel nicht erreichen kann, so wandelt sich seine Stimmung nicht selten in Gereiztheit und Zorn.

Die Zwangsgedanken der Patientin vor dem Kruzifix hängen wohl mit den Enttäuschungen auf sexuellem Gebiet zusammen und — in Verknüpfung mit ihrer religiösen Erziehung und idealistischen Veranlagung — mit dem dunkeln und naiv geformten Wunsche, die geschlechtlichen Dinge über das gewohnte Niveau emporzuheben zu idealerer Höhe, auf der die Wahrzeichen ihrer Religion stehen.

Nun kommt der sich etwas dramatisch gestaltende Schluß: Als die Erklärungen bis zu diesem Punkte gelangt sind, erhebt sich die Patientin, die bis dahin mit gespanntester Aufmerksamkeit dem Thema gefolgt ist, plötzlich und erklärt unter lebhaften Gebärden: „Ja, ja! Das ist es, das ist das Richtige! Nun begreife ich den ganzen Zusammenhang! Alles, alles ist mir jetzt so klar! Oh, Gott sei Dank! Wie ist mir nun leicht!"

Als der Patientin bedeutet wird, man sei noch nicht ganz am Ende, setzt sie sich wieder und hört mit fast heiterem, vor Erregung gerötetem Gesicht folgsam weiter zu: „Nun müssen wir noch von der Zukunft einiges besprechen: Nachdem Sie in den letzten Jahren förmlich der Spielball Ihrer aus dem Bewußtsein geschwundenen Erlebnisse geworden waren, deren Zusammenhang mit Ihrem krankhaften Denken und Handeln Sie jetzt überschauen, müssen Sie sich nunmehr innerlich ganz anders einstellen: Nicht die Gedanken dürfen Sie, sondern Sie müssen fortan Ihre Gedanken beherrschen. Und zwar kommt Ihnen zur Verwirklichung dieser psychischen Einstellung ein ganz besonders glücklicher Umstand zu Hilfe: Sie haben zwei gesunde Kinder, um deren Erziehung, Wohl und Wehe Sie sich von nun an ausgiebiger kümmern werden, als dies in den letzten Jahren geschah. Denken Sie daran, daß die Kinder einen Anspruch darauf haben, und daß in der Eltern Sorge um die heranwachsenden Geschlechter, in deren Erziehung zu tüchtigen, edlen und den späteren Daseinskämpfen gewachsenen Menschen der große Lebensgedanke liegt, welcher den Sinn der Ewigkeit der Menschenseele in sich trägt."

Die kluge und sehr einsichtige Patientin begreift und geht mit lebhafter Freude auf diesen Gedankengang ein.

Seit mehr als 2 Jahren ist Patientin von allen Zwangsgedanken frei geblieben, besucht ihre Kirche regelmäßig und erfüllt mit froher Zuversicht ihre Mutterpflichten, wie sie wiederholt in dankerfüllten Zuschriften mitteilt.

2. Beispiele aus der Literatur.

Fall 6: (Schultz, Seelische Krankenbehandlung) Stottern. — (Hypnose und Wachpsychotherapie.)

E., 28 jährig, Fabrikarbeiter, ist seit Kindheit schwerer Stotterer, er hat als kleines Kind Krampfanfälle gehabt, die Schule aber, bis auf den Sprachfehler, regelrecht durchlaufen und seine beruflichen Aufgaben gut erfüllt. Er ist in einem Verein geschätzter Sänger und Deklamator, nur in der freien Unterhaltung tritt periodisch, besonders bei Erregung, nach durchwachten Nächten und bei sonstigen Indispositionen starkes reduplizierendes und hesitierendes Stottern mit lebhaften Nebenbewegungen auf. Alkohol verbessert die Sprachleistung vorübergehend, bei größeren Mengen und besonders im Kater ist die Sprachstörung stärker. Mehrere Übungskurse in Sprachinstituten blieben erfolglos. E., ein sehr intelligenter und geistig reger Mensch mit Selbstdisziplinierung, gibt eine sehr eingehende Eigenschilderung; er steht seinem Fehler ziemlich objektiv gegenüber, nur leidet sein Selbstgefühl erheblich, da er fürchtet, lächerlich zu wirken. An diesem Punkte setzte die Behandlung ein. E. wurde zunächst leicht hypnotisiert. Er sprach in Hypnose zweiten Grades völlig fließend, setzte auch die sonst kritischen Anlaute tadellos an. Er wird nun allmählich, während er selber angehalten wird, weiterzusprechen, in Wachzustand überführt und ihm ad aures demonstriert, daß lediglich seelische Beeinflussung ihm freie Sprache geben kann. Nach dieser hypnotherapeutischen Vorbereitung wird er energisch wachpsychotherapeutisch beeinflußt, besonders seine Einstellung zum Sprechen wird genau mit ihm bearbeitet. Erstens in dem Sinne, daß er nie an das Sprechen, sondern an das Gesprochene oder zu Sprechende denken dürfe. Dann, daß leichte Sprachunsicherheiten gleichgültig seien und den meisten Menschen nur durch die übertriebene Unruhe der Sprachschwachen auffielen. Endlich wurde er in systematischen Hemmungs- und Erschlaffungsübungen der hauptsächlich mitbewegenden Muskelgruppen vor dem Spiegel unterrichtet und angewiesen, jeden Abend eine halbe Stunde so zu üben. Bereits nach drei Sitzungen war der Fortschritt ein ganz außerordentlicher. E. lernte seine Schwäche so beherrschen, daß er bei Unbekannten kaum mehr auffiel.

Fall 7 (Moll, l. c.): Hysterische Aphonie. — (Hypnose.)

H., 17 Jahre alt, aus nervös belasteter Familie, leidet seit vier Monaten an Aphonie. Patient kann kein Wort laut sprechen. Die Anamnese ergab zwar, daß ein Kehlkopfkatarrh vorausgegangen war, aber die Untersuchung des Kehlkopfes ließ die Diagnose auf hysterische Aphonie stellen. Patient konnte alles, aber nur in Flüsterstimme sprechen. Es gelang, eine Hypnose des ersten Grades zu erzielen. Die einfache Suggestion führte nicht zum Ziel, wohl aber eine Suggestion mit gleichzeitig forcierter Exspiration. Schon nach 4 Tagen konnte Patient ganz deutlich einzelne Silben aussprechen, und nach weiteren sechs Tagen konnte die Sprache als normal erklärt werden. Patient blieb ein volles Jahr ohne Rückfall. Der Rückfall wurde gleichfalls durch hypnotische Suggestion sehr schnell gehoben.

Fall 8 (Moll, l. c.): Platzangst. — (Hypnose.)

H., 36 Jahre alt. Die Mutter des Kranken leidet an Migräne, ebenso mehrere Geschwister des Patienten. Er klagt seit seinem 22. Jahre über ein gewisses Unbehagen beim Überschreiten großer freier Plätze. Dieses hat von da ab mehr und mehr zugenommen und nach Verlauf einiger Jahre dazu geführt, daß er überhaupt über freie Plätze gar nicht mehr gehen konnte. Wenn er einige Schritte nach der Mitte des Platzes zu gegangen ist, überfällt ihn ein Zittern mit Schwindelgefühl, es wird ihm schwarz vor den Augen, Schweiß bricht aus, und er muß zurückgehen. Wie es gewöhnlich bei derartigen Patienten der Fall ist, kann er in Begleitung einer anderen Person, selbst eines Kindes, den Platz überschreiten, und ebenso kann er auf einem Umwege, z. B. an den Häusern entlang, ganz gut zur anderen Seite des Platzes gelangen. Der Zustand ist fast stets derselbe geblieben. Zahlreiche Behandlungsmethoden, verschiedene Wasserkuren und dergleichen waren erfolglos. Die hypnotische Suggestion führte schon nach 3 Sitzungen zu einer ganz erheblichen Besserung. Patient war schon jetzt imstande, kleine Plätze zu überschreiten, und es nahm im Verlaufe der folgenden Sitzungen die Besserung so zu, daß der Patient schließlich auch große Plätze ohne Begleitung überschreiten konnte. Ich habe die Besserung noch mehrere Jahre hindurch verfolgen können.

Fall 9 (Forel, l. c.): Funktionelle Magenstörung. — (Hypnose.)

Herr P., gebildeter Kaufmann, sagt, er habe an Ulcus ventriculi früher gelitten; es sei eine Magenektasie zurückgeblieben. Trotz Heißhunger könne er nichts ertragen. Alles bleibe im Magen stecken; der Stuhl sei ungemein obstipiert, immer mehrere Tage angehalten. Er könne fast nichts mehr ertragen. Alle gemachten Kuren seien umsonst gewesen; es sei nicht mehr auszuhalten. Die Magenektasie war von verschiedenen Ärzten konstatiert. Herr Professor R. in H. hatte ihm nun erklärt, es könne nur noch eine Operation (Magenexzision) helfen, die aber nicht ohne Gefahr sei. Zu diesem Behufe sollte er zu Herrn Professor K. gehen. Doch hatte er Angst davor und bat mich, einen Versuch mit Suggestion zu machen. Ich versprach nichts, sagte aber, probieren schade nicht und die Diagnosen seien nicht immer unfehlbar. Obwohl nur Hypotaxie erzielt wurde, war die Wirkung ganz eklatant. Der Stuhlgang wurde sofort reguliert (anfangs sogar wurde viermal Diarrhoe erzielt). Alle Magenbeschwerden hörten auf; alle Speisen wurden ertragen. Nach drei bis vier Sitzungen war der Kranke geheilt und ist es meines Wissens bis heute geblieben. Die Magenoperation unterblieb natürlich. Es folgt daraus, daß, falls eine Magenektasie überhaupt vorhanden gewesen, dieselbe funktioneller Natur war.

Fall 10 (Schultz, l. c.): Psychogenes Erbrechen. — (Psychokatharsis.)

Flora M., 13jährig, stammt aus einer Kleinbeamtenfamilie, war von jeher leicht erregbar, litt öfter an Kopfschmerzen usw. Die körperliche Untersuchung ergibt skrofulösen Habitus (eine Schwester ist phthisisch) ohne Organbefund und Temperaturen. Neuropathischer Gesamteindruck, keine Anämie usw., keine Stigmata hysterica. Die Hauptbeschwerden bestehen in häufigem Erbrechen, das seit mehreren Jahren stets auftritt, wenn die Patientin Zwiebel riecht. Das Erbrechen erfolgt dann sofort und ist begleitet von Herzklopfen, „Frost" (ohne objektive Steigerung der Körpertemperatur) und „Angstgefühl". Das Kind hat in seiner Klasse den ersten Platz inne, neigt zu übertriebener Pflichterfüllung, ist frei von charakteristischen, psychischen Entartungserscheinungen. Appetit und Stuhl sind im allgemeinen gut.

Über die Entstehung des Erbrechens weiß das Kind nichts anzugeben.

Nach kurzer Aufklärung wird in Gegenwart des Hausarztes und der Mutter eine Hypnose ersten Grades eingeleitet und dem Symptome nachgeforscht. Zunächst stellt sich die Erinnerung an einen Bekannten des Hauses ein, vor dessen sehr entstelltem Gesichte (Lupus) das Kind sehr erschrak; sie soll an dem Tage mehrfach gebrochen haben, doch bestand damals das Leiden schon. Weiter sich selbst überlassen, gerät die Patientin plötzlich in Erregung ängstlicher Art; sie schildert als rezidivierendes Erlebnis („ich bin jetzt ....." usw.) den Tod eines Schwesterchens, der vor acht Jahren erfolgte. Damals wurde als Volksheilmittel Zwiebelsaft gekocht. Die Kranke sah den entstellten Leichnam des Kindes, berührte ihn auch. Es wurde ihr dabei schlecht, sie bekam Angst, Herzklopfen, mußte brechen und „fror" am ganzen Leibe. Die Erinnerung wird ruhig in Hypnose besprochen, ausgleichende Vorstellungen eingefügt, das Schwesterchen sei jetzt ein Engel usw., und die kleine Patientin angewiesen, noch 1½ Stunden nachzuschlafen, dann von selbst frisch aufzuwachen. Das Erbrechen sistiert seitdem, auch besteht keine Empfindlichkeit mehr gegen den betreffenden Geruch. Die Einzelangaben über die Krankheit des Schwesterchens wurden von der Mutter bestätigt. —

Mit diesem besonders instruktiven Falle möchte ich die Kasuistik abschließen; sie ließe sich natürlich noch sehr weit ausdehnen, doch mögen hier diese wenigen, der Übersichtlichkeit wegen im ganzen einfachen Beispiele genügen, um die vorangegangenen theoretischen Erörterungen in ihrer praktischen Auswertung zu zeigen. Gerade dadurch dürften sie für den draußen schaffenden Arzt von wirklichem Interesse und effektivem Nutzen sein.

VII. Schlußbemerkung.

Wenn ich hiermit meine Ausführungen beschließe, so geschieht das nicht in der Überzeugung, nun eine Arbeit geleistet zu haben, die allen Anforderungen gerecht wird. Als Ziel dieser Abhandlung galt mir vielmehr zunächst, über den Wert der psychotherapeutischen Methoden und über ihre Anwendungsweisen einen Überblick zu bieten. Zugleich war auch der Wunsch damit verbunden, dem Leser praktisch-therapeutische Hinweise zu geben, mit deren Hilfe er sich selbst zu betätigen vermag, wenn die äußeren und inneren Vorbedingungen erfüllt sind. Falls diese Absicht gelungen sein sollte und diese Zeilen außerdem hie und da einem Kollegen zum Anreiz werden, sich dem Studium größerer psychotherapeutischer Werke zu widmen und sich damit weiter in diese Gebiete einzuarbeiten, so ist das mit diesem Buch erstrebte Ziel vollauf erreicht.

Da jedoch erst diejenigen, welche aus meinen Ausführungen die Nutzanwendung ziehen sollen, eben durch diese Umsetzung in die Praxis etwaige Verbesserungsbedürftigkeit meiner Arbeit deutlich zu erkennen vermögen, wäre ich für alle dahin zielenden Anregungen aus dem Leserkreise jederzeit dankbar.

Literatur.

v. Aster: Einführung in die Psychologie. B. G. Teubner, Leipzig-Berlin 1919. — *Bernheim:* Hypnotismus, Suggestion und Psychotherapie. F. Deutike, Leipzig und Wien 1892. — *Bumke:* Psychologische Vorlesungen. J. F. Bergmann, Wiesbaden 1919. — *Charcot:* Vorlesungen über die Krankheiten des Nervensystems. Toeplitz und Deutike, Leipzig und Wien 1886. — *Curschmann:* Lehrbuch der Nervenkrankheiten. J. Springer, Berlin 1909. — *Eulenburg, A.:* Real-Enzyklopädie der gesamten Heilkunde. Bd. 35. Urban und Schwarzenberg, Berlin 1911. — *Forel:* Der Hypnotismus. F. Enke, Stuttgart 1895. — *Frank, L.:* Die Psychoanalyse. Reinhardt, München 1910. — *Freud, S.:* Weitere Bemerkungen über die Abwehrpsychoneurosen. Neurol. Zentralbl. 1896. — *Friedlaender, A. A.:* Hypnose und Hypnonarkose. F. Enke, Stuttgart 1920. — *Derselbe:* Zur Psychologie und Psychotherapie der Angst und Zwangsneurosen. Münch. med. Wochenschr. Nr 46 vom 16. Nov. 1923. — *Giese:* Psychologisches Wörterbuch. B. G. Teubner, Leipzig-Berlin 1921. — *Isserlin, M.:* Die psychoanalytische Methode Freuds. Zeitschr. f. d. ges. Neurol. u. Psychiatr. Bd. 1. 1910. — *Kräpelin:* Einführung in die psychiatrische Klinik. J. A. Barth, Leipzig 1921. — *Krehl-v. Mehring:* Lehrbuch der inneren Krankheiten. II. Teil. G. Fischer, Jena 1921. — *Kretschmer, E.:* Körperbau und Charakter, Untersuchungen zum Konstitutionsproblem und zur Lehre von den Temperamenten. Jul. Springer, Berlin 1921. — *Kronfeld, A.:* Psychotherapie. Jul. Springer, Berlin 1924. — *Lewandowsky:* Praktische Neurologie für Ärzte. Jul. Springer, Berlin 1917. — *Marcinowsky, J.:* Der Mut zu sich selbst. Das Seelenleben des Nervösen und seine Heilung O. Salle, Berlin 1912. — *Moll, A.:* Hypnotismus mit Einschluß der Psychotherapie. Fischers Verlagsbuchhandl. H. Kornfeld, Berlin 1924. — *Raecke:* Psychiatrische Diagnostik. A. Hirschwald, Berlin 1908. — *Rehmke:* Die Seele des Menschen. B. G. Teubner, Leipzig-Berlin 1920. - *Schultz, J. H.:* Irrtümer der allgemeinen Diagnostik und Therapie, sowie deren Verhütung. 3. Heft. G. Thieme, Leipzig 1923. — *Derselbe* in *Adam:* Die Psychologie und ihre Bedeutung für die ärztliche Praxis. G. Fischer, Jena 1921. — *Derselbe:* Seelische Krankenbehandlung. G. Fischer, Jena 1920. — *Seifert* und *Müller:* Taschenbuch der medizinisch-klinischen Diagnostik. J. F. Bergmann, Wiesbaden 1917. — *Serog:* Suggestibilität, ihr Wesen und ihre experimentelle Bedeutung. Zeitschr. f. Neurol. u. Psychiatr. Bd. 28. Heft 4 u. 5. Jul. Springer, Berlin 1924. — *Thormeyer:* Philosophisches Wörterbuch. B. G. Teubner, Leipzig-Berlin 1920. — *Trömner:* Hypnotismus und Suggestion. B. G. Teubner, Leipzig-Berlin 1919. — *Verworn:* Die Mechanik des Geisteslebens. B. G. Teubner, Leipzig-Berlin 1919. — *Vogt, H.:* Handbuch der Therapie der Nervenkrankheiten. G. Fischer, Jena 1916. — *Ziehen:* Leitfaden der physiologischen Psychologie. G. Fischer, Jena 1906.

Alphabetisches Sachregister.

Aberglaube als Hindernis bei der Behandlung 110.
Ablenkung als Therapie 105.
Abreagieren 92.
Abulie 32.
Abwehrbewegung 15.
Achillessehnenreflex 29.
Achsenzylinder 11.
Adduktorenreflex (gekreuzter) 29.
Ärztetypen 107 ff.
Äußerlichkeiten in der Psychotherapie 77, 84, 110.
Affekte 16, 24.
Affektive Persönlichkeiten 108.
Affektivität 73.
— bei Hysterie 67.
Affektsteifigkeit 49.
Agraphie 31.
Aktualitätstheorie 2.
Aktualneurosen 95.
Alexie 31.
Alkoholismus, Heilresultate bei 58.
Amnesie 21.
Anästhesie 30, 66, 71.
Analerotiker 97.
Analgesie 30, 66, 71.
Analytische Methoden 91 ff.
Anamnese 25, 79.
Anfälle, epileptische 30.
— hysterische 30.
Angstempfindung bei Neurasthenie 59.
Anlagen 34.
Aphasie, motorische und sensorische 31.
Aphonie 31.
Apperzeption, Wundt 22.
Argyll-Robertsons Phänomen 28.
Artikulationsstörungen 31.
Assimilation 12.
Assoziation 14, 23.
Assoziatiostherapie, Moll 106.
Assoziationszentren 10, 16.
Astasie-Abasie 31, 65.
Asthenisch 38, 41, 42.
Ataxie, statische, s. Romberg.
— zerebrale und spinale 30.
Athletisch 39, 41, 42.
Aufklärung des Patienten 79, 80, 109.
Aufmerksamkeit 22.
Autismus 48.
Automatismen, assoziative 93.
Autosuggestionen 73.
Autosuggestive Methode von Levy 104.

Babinski 27, 29.
Bauchdeckenreflex 29.
Bazillenangst 60.
Beendigung einer Hypnose 89, 90.
Bedingungskomplexe 9.
Begriff 22.
Bernheims Hypnosegrade 74, 75.
Betätigungsnaturen 108.
Bewußtsein 10.
Bewußtseinseinengung 21.
Biologie 34.
Blasierte 50.
Bulbärparalyse 54.

Charakter 24, 33.
— hysterischer 67.
Conditionalismus s. K.
Conszientialismus s. K.
Convergenzreaktion der Pupille 28.

Dämmerzustände 21.
Dekadente 50.
Delirien 56.
Dementia paranoides 56.
— praecox 55.
Demokritos' Seelentheorie 5.
Dendriten 11.
Denken, logisches 14, 23.
Descartes' Theorie 3.
Dichtertemperamente 51.
Disposition 34.
Dissimilation 12.
Dominanzwechsel 43.
Dualismus 3.
Du Bois-Reymonds Lehre 7.
Dubois' Verfahren 102.
Durchführung einer Hypnose 88, 89.
Durchschnittsmenschen zyklothyme 45, 46.
— schizothyme 50, 51.
Dysmenorrhöe bei Hysterie 67.
Dyspepsie, nervöse 65.
Dysplastisch 42, 43.

Egoisten 51.
Einengung des Bewußtseins 21.
Einklemmung eines Affekts 92, 93.
Einstellung 34.
— passive 100.
Elektrotherapie 103.
Empfindung 13, 14, 23.
Empfindungsmonismus 6.
Empiriokritizismus, Avenarius 6.
Energielehre, Ostwald 7.
Entartungsreaktion 29.
Enuresis 38.
Erfahrung 23.
Erinnerung 22.
Erkenntnis 23.
Ermüdung, Erschöpfung 12.
Erogene Zonen 97.
Errötungsangst 61.
Eunuchoid 42.

Feinsinnige, vornehme 50.
Fettanwuchs, eunuchoider und polyglandulärer 42, 43.
Flexibilitas cerea 32.
Flucht in die Krankheit 95.
Forel, Definition der Hypnose 70.
— Hypnosegrade 74, 75.
Fraktionierte Methode, O. Vogt 85.
Freud-Schüler 98, 99.
Friedländers Methode 86 ff.
Frigidität bei Hysterie 67.
Fühlsphäre 10.
Fußklonus 29.

Ganglienzelle 11.
Gangstörungen bei Hysterie 63, 64, 65.
Geburtsschmerzen, suggestive Beseitigung 57.
Gedächtnis 14, 15.
Gedankenbildung 14.
Gefühle 16, 24.
Gelehrtennaturen, zyklothyme und schizothyme 41, 51.
Gemütsbewegung 24.
Gemütsmenschen, stille 45, 46.
Genies 46.
Genießer, stille 46.
Gesamtpersönlichkeit 34.
Grade der Hypnose 74, 75.
Großmanns Trik 84, 85.

Halluzinationen, negative 71.
Hebephrenie 56.
Heitere, geschwätzige 45.
Hemmung 32.
Hemmungszustände 12, 17.
Herrennaturen, kühle 51.
Hirschlaffs Ruheübungen 106.
Hochwuchs, eunuchoider 42.
Hörsphäre 10.
Humoral 34.
Humoristen, ruhige 45.
Hypästhesie 30, 66.
Hypalgesie 30.
Hyperästhesie 30, 66.
Hyperalgesie 30.
Hypermnesie in der Hypnose 90.
Hypertonie 29.
Hypnose 21, 69 ff.
Hypnotisierbarkeit 75, 76.
Hypochondr, Befürchtungen bei Neurasthenie 60.
Hypomanisch 45, 55, 108.
Hypoplastische 43.
Hypotonie 29.
Hysterie 61 ff.

Jaksonsche Rindenepilepsie 30.
Idealismus, objektiver 6.
Idealisten, weltfremde 50, 51.
Idealistisch gerichteter Ärztetyp 108.
Ideenflucht 32.
Identitätslehre 5.
Immanenzphilosophie 6.
Impotenz 58.
Impulsentladung 12.
Indikationen für Psychokatharsis 94.
— für Sexualpsychoanalyse 101.
Infantilismus 43.
Intellektualismus 2.
Intelligenz 23, 24.
Ischias 52.

Katalepsie 32.
— in der Hypnose 70, 71, 84.
Katatonie 55 56.
Kathartische Methode, Breuer-Freud 91 ff.
Kinderlähmung, spinale 53.
— zerebrale 53, 54.
Komplex 22, 95.
Konditionalismus, Verworn 5.
Konszientialismus 6.
Konstitution 34 ff.
— sexuelle 97.
Konstitutionsschema 34 ff.
Konstitutionstypen 38 ff.
Kontrakturen bei Hysterie 64.
Konversion 95.
Konzentrationsmethoden 104, 105.
Konzentrationsübung 87.
Kremasterreflex 29.
Kronfelds Kritik der Freudschen Lehren 99, 100.
Külpes Theorie 5.

Lähmungen bei Hysterie 63.
Lähmung der Ganglienzelle 12.
— schlaffe 31.
— spastische 29. 30.
Lampenfieber 61.
Larvierte Wachsuggestion 103.
Legierung 43.
Lehrhafte, doktrinäre Psychotherapeuten 108.
Leib-Seele-Theorie, Verworn 7 ff.
Leptosom 38.

Lichtstarre 28, 29.
Liébeaults Hypnosegrade 74.
Lippmanns Suggestivfragen 104.

Maniriertheit 32.
Manisch-depressives Irresein 55.
Marcinowskis Methode 102, 103.
Materialismus 4, 5.
Merkfähigkeit 22.
Methodik bei der Hypnose 77 ff.
Migräne 52, 53.
Milieu für Einleitung der Hypnose 76, 77.
Mitsprechen des Symptoms, Freud 94.
Monismus 4, 5.
Morphinismus, Heilresultate 58.
Motorische Sphäre 10.
Multiple Sklerose 54.
Muskelsinn 30.
Mutismus 31, 64.

Nachdenken 17.
Narkose 19.
Naturalismus, Häckel 5.
Negativismus 32.
Neuralgie 52.
Neurasthenie 59 ff.
Neuronlehre, Waldeyer 11.
Nikotinmißbrauch, Heilresultate bei 58.
Nißl-Schollen 11.
Nystagmus 29.

Oberflächensensibilität 30.
Ödipuskomplex 97.
Oppenheims Ablenkungsmethode 105.
Ostwalds Energielehre 7, 8.

Paragraphie 31.
Parallelismus, Spinoza 3.
Paralyse, progressive 55.
Paranoide Demenz 56.
Passive Einstellung 100.
Patellarreflex, -klonus 29.
Perseveration 31.
Persuasion, Dubois 102.
Phantasie 23.
Phlegmatische Ärzte 107. 108.
Platzfurcht 61.
Polyglandulär 42, 43.
Polymorph pervers 97.
Polyneuritis 53.
Populärpsychotherapie, Schultz 107 ff.
Positivismus, idealistischer 6.
Posthypnotische Suggestionen 71.
Praktiker, tatkräftige 46.
Prophetentypen 49.
Proportion, psychästhetische 48.
Pseudo-Fußklonus 29.
Pseudostupor 32.
Psychästhetisch 48.
Psyche 22.
Psychisches Trauma 92.
Psychogalvanisches Reflexphänomen, Veraguth 23.
Psychogen 62.
Psychokatharsis, Breuer-Freud 91 ff.
Psychomonismus, Verworn 5.
Psychoneurosen 58 ff.
Psychosexuelle Anomalien 58.
Psychotherapeut. Eigenschaften 68, 69.
Pünktlichkeit bei der Behandlung 110.
Pupillenstarre, reflektorische, absolute, Lichtstarre 28, 29.
Pupillenuntersuchung 28.
Pyknisch 40 ff.

Querschnittsmyelitis 53.

Rapport 73, 88, 89.
Rationalisierte Wachsuggestion 103.
Reflexbewegung 16.
Refraktärstadium der Ganglienzelle 12.
Rehmkes Leib-Seele Theorie 6.
Reiztherapie 104.
Reiz zur Übertretung ärztlicher Vorschriften 110.
Rombergsches Zeichen 31.
Ruheübungen, Hirschlaff 106.

Schizoid 46 ff.
Schizophren 46.
Schizothym 50, 51.
Schlaf 18, 19.
Schlaffe Lähmung 30.
Schlafmittelmißbrauch Heilresultate bei 58.
Schlafstörungen bei Neurasthenie 59.
Schüchternheit, schizoide 49.
Schultzscher Trik bei der Hypnotisierung 85.
Schwärmer, stille 49.
Schwerblütige 45.
Schwierigkeiten in der Psychotherapie 110, 111.
Seele als „Bedingun skomplex" 9, 22.
Seele als Bewußtsein 22.
Seelenblindheit 14.
Sehsphäre 10.
Sekretion, innere 34.
Selbststeuerung des Stoffwechsels 12.
Sensibilitätsstörungen 30, 31, 66.
Sexualneurosen 95.
Sexualpsychoanalyse, Freud 94 ff.
Sexualtheorie 96.
Sexuelle Konstitution 97.
Silbenstolpern 31.
Skandieren 31.
Sklerose, multiple 54.
Somnambulismus 21, 74, 75.
Sonderlinge, mürrische 49.
Soziale Stellung als Hindernis für die Behandlung 110.
Spastische Lähmung 29, 30.
Sperrung 32.
Spinale Kinderlähmung 53.
Spinalparalyse, spastische 54.
Spiritualismus 5.

Stereotypie 32.
Stimmungen 16.
Stimmungsproportion 44.
Stoffwechsel der Ganglienzelle 12.
Stupor 32.
Sublimierung 98.
Substantialitätstheorie 2.
Suggestibilität 72 ff.
— bei Hysterie 67.
Suggestion 72 ff.
— posthypnotische 71.
Symbole 96.
Syringomyelie 54.

Tabes dorsalis 53.
Technik der Hypnose 81 ff.
— des psychokathartischen Verfahrens 93.
Technik des sexual psychoanalytischen Verfahrens 100, 101.
Technizismen bei der Hypnotisierung 84 ff.
Temperament 24, 44 ff.
Tiks 30.
Traum 19 ff.
Trauma, psychisches 92.
Traumanalyse 96.
Tremor 30.
Trieb 24.
Trigeminusneuralgie 52.
Trockene und Lahme 51.

Überkreuzung 43.
Überlegen 19.
Überrumpelungsmethode 106.
Umgebung des Patienten als Hindernis bei der Behandlung 110, 111.
Unbedachte Äußerungen 110.
Unbewußt 62, 63.
Unlustgefühle 16.
— bei der Neurasthenie 59.
— als Hindernis bei der Hypnose 77.
— therapeutischer Faktor 104.
Unterbewußtsein 62.
Untersuchung 25 ff., 79.
Urteil 23.

Vaginismus bei Hysterie 67.
Veraguths psychogalvanischer Reflex 23.
Verbalsuggestion 78, 79.
Verbote als Therapie 104.
Verdichtung 96, 97.
Verdrängung, verdrängte Komplexe 95.
Vernunft 23.
Verschiebung 96, 97.
Verstand 23.
Vertrauen des Patienten 109.
Verworns Seelentheorie 8, 9.
Vogts fraktionierte Methode 85.
Voluntarismus 2.
Vorbereitung, psychische für die Hypnose 79, 80.
Vorgeschichte 25, 79.
Vorstellung 14, 22.

Wachpsychotherapie 101 ff.
Wahnidee 32.
Wahrhaftigkeit gegen den Patienten 109.
Wahrnehmung 13, 22.
Wechselwirkung, Theorie der 3.
Wille 24.
Willensakt 16.
Willensmensch 108.
Willenstherapie 105, 106.
Winkelprofil 39.
Wissenschaftlicher Arzt 109.

Zeitmangel als Hindernis in der Psychotherapie 110.
Zerebrale Kinderlähmung 53.
Zirkulär 35, 42.
Zonen, erogene 97.
Zwangsvorstellung 32.
Zwangszustände 60, 61.
Zweck der Hypnose 75.
Zwischenfälle bei der Hypnose 84 ff.
Zykloid 44 ff.
Zyklothym 45, 46.
Zynischer Ärztetyp 108.

GPSR Compliance

The European Union's (EU) General Product Safety Regulation (GPSR) is a set of rules that requires consumer products to be safe and our obligations to ensure this.

If you have any concerns about our products, you can contact us on ProductSafety@springernature.com

In case Publisher is established outside the EU, the EU authorized representative is:

Springer Nature Customer Service Center GmbH
Europaplatz 3
69115 Heidelberg, Germany

Batch number: 10844827

Printed by Printforce, the Netherlands